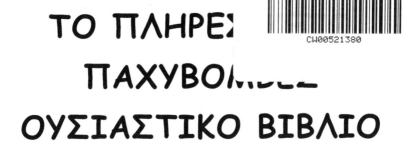

ΤΟ ΠΛΗΡΕΣ
ΠΑΧΥΒΟΜΒΕΣ
ΟΥΣΙΑΣΤΙΚΟ ΒΙΒΛΙΟ

100 ΛΑΧΤΑΡΙΣΤΈΣ ΒΟΜΠΕΣ ΓΙΑ ΚΕΤΟΓΕΝΙΚΗ ΔΙΑΙΤΑ

Έλλη Δαγκλή

ΠΙΝΑΚΑΣ ΠΕΡΙΕΧΟΜΕΝΩΝ

ΕΙΣΑΓΩΓΗ

Ακόμα κι αν δεν ακολουθείτε μια δίαιτα κετο υψηλής περιεκτικότητας σε λιπαρά και χαμηλής περιεκτικότητας σε υδατάνθρακες, πιθανότατα έχετε ακούσει για τις βόμβες λίπους. Αυτό το guest post από την Janine από το Keto Domain απαντά σε όλες τις ερωτήσεις σας σχετικά με τις παχιές βόμβες, συμπεριλαμβανομένου του τι είναι, γιατί να τις φάτε και πώς να τις φτιάξετε!

Οι παχιές βόμβες είναι για να κετοποιήσουν αυτό που είναι η granola για τους χορτοφάγους. Είναι ένα τσιμπολόγημα πρωινού εν κινήσει, ένα απογευματινό σνακ και ένα μπεκ ψεκασμού πριν την προπόνηση. Τόσο στις αλμυρές όσο και στις γλυκές ποικιλίες, οι βόμβες κετο λίπους είναι πάντα γεμάτες με φυσικά, υγιή λίπη.

1.   Χοιρινές βόμβες

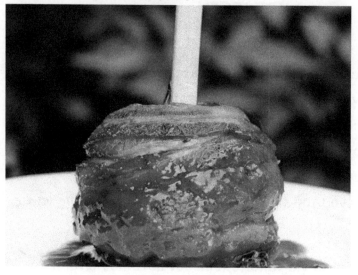

ΣΥΣΤΑΤΙΚΆ:

- 8 φέτες μπέικον χωρίς προσθήκη ζάχαρης
- 8 ουγγιές Braunschweiger σε θερμοκρασία δωματίου
- $1/_4$φλιτζάνι ψιλοκομμένα φιστίκια Αιγίνης
- 6 ουγγιές ($3/_4$φλιτζάνι) τυρί κρέμα, μαλακωμένο σε θερμοκρασία δωματίου
- 1 κουταλάκι του γλυκού μουστάρδα Dijon

ΚΑΤΕΥΘΎΝΣΕΙΣ:

a) Μαγειρέψτε το μπέικον σε ένα μέτριο τηγάνι σε μέτρια φωτιά μέχρι να γίνει τραγανό, 5 λεπτά ανά πλευρά. Στραγγίζουμε σε απορροφητικό χαρτί και αφήνουμε να κρυώσει. Μόλις κρυώσει, θρυμματίστε σε κομμάτια μεγέθους μπέικον.

b) Τοποθετήστε το Braunschweiger με τα φιστίκια Αιγίνης σε ένα μικρό πολυμηχάνημα και χτυπήστε τα μέχρι να ομογενοποιηθούν.

c) Σε ένα μικρό μπολ, χρησιμοποιήστε ένα μπλέντερ χειρός για να χτυπήσετε το τυρί κρέμα και τη μουστάρδα Dijon μέχρι να ενωθούν και να αφρατέψουν.

d) Χωρίζουμε το μείγμα του κρέατος σε 12 ίσες μερίδες. Τυλίγουμε σε μπαλάκια και σκεπάζουμε με μια λεπτή στρώση μείγματος τυριού κρέμα.

e) Ψύξτε τουλάχιστον 1 ώρα. Όταν είναι έτοιμο να σερβίρετε, τοποθετήστε μπουκίτσες μπέικον σε μια μεσαία πιατέλα, τυλίξτε τις μπάλες για να επικαλυφθούν ομοιόμορφα και απολαύστε.

f) Οι βόμβες λίπους μπορούν να διατηρηθούν στο ψυγείο σε αεροστεγές δοχείο έως και 4 ημέρες.

2. Μπόμπες λίπους με φυστικοβούτυρο

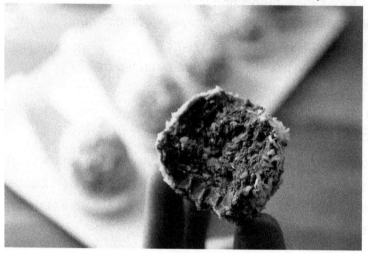

Κάνει 8
ΣΥΣΤΑΤΙΚΆ

- 1/2 φλιτζάνι λάδι καρύδας
- 1/4 φλιτζάνι σκόνη κακάο
- 2 κουταλιές της σούπας φυστικοβούτυρο σε σκόνη
- 2 κουταλιές της σούπας σπόροι κάνναβης με κέλυφος
- 2 κουταλιές της σούπας Vegan Heavy Cream
- 1 κουταλάκι του γλυκού εκχύλισμα βανίλιας
- 28 σταγόνες Υγρή Στέβια
- 1/4 φλιτζάνι καρύδα χωρίς ζάχαρη τριμμένη

ΚΑΤΕΥΘΎΝΣΕΙΣ

a) Σε ένα μπολ ανακατεύουμε όλα τα ξηρά υλικά με το λάδι καρύδας.

b) Ανακατέψτε τη βαριά κρέμα, το εκχύλισμα βανίλιας και τη υγρή στέβια.

c) Σε ένα πιάτο, μετρήστε την τριμμένη καρύδα χωρίς ζάχαρη.

d) Χρησιμοποιώντας τα χέρια σας, ανοίξτε τις μπάλες και στη συνέχεια κυλήστε τις σε τριμμένη καρύδα χωρίς ζάχαρη.

e) Τοποθετούμε σε ταψί στρωμένο με λαδόκολλα. Αφήνουμε στην άκρη για περίπου 15 λεπτά στην κατάψυξη.

3.   Μπάρες βόμβας με λίπος πεκάν σφενδάμου

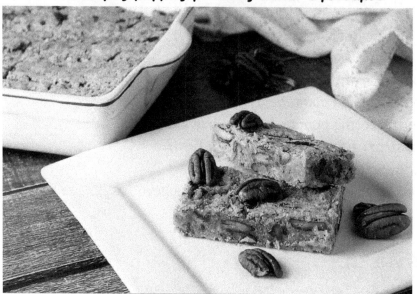

Κάνει 12

ΣΥΣΤΑΤΙΚΆ

- 2 φλιτζάνια μισά πεκάν
- 1 φλιτζάνι Αλεύρι αμυγδάλου
- 1/2 φλιτζάνι Γεύμα με χρυσό λιναρόσπορο
- 1/2 φλιτζάνι καρύδα χωρίς ζάχαρη τριμμένη
- 1/2 φλιτζάνι λάδι καρύδας
- 1/4 φλιτζάνι σιρόπι σφενδάμου
- 1/4 κουταλάκι του γλυκού Υγρή Στέβια

ΚΑΤΕΥΘΎΝΣΕΙΣ

a) Προθερμαίνουμε το φούρνο στους 350°F και ψήνουμε τα μισά πελεκάνους για 5 λεπτά.
b) Βγάζετε τα πεκάν από το φούρνο και τα τοποθετείτε σε μια πλαστική σακούλα. Τα θρυμματίζουμε με έναν πλάστη για να γίνουν χοντρά κομμάτια.
c) Σε ένα μπολ ανάμειξης, συνδυάστε τα ξηρά συστατικά: Αλεύρι αμυγδάλου, χρυσό λιναρόσπορο και τριμμένη καρύδα και τα θρυμματισμένα πεκάν.
d) Προσθέστε το σιρόπι σφενδάμου με λάδι καρύδας και τη υγρή στέβια. Ανακατεύουμε όλα τα υλικά σε ένα μεγάλο μπολ μέχρι να σχηματιστεί μια εύθρυπτη ζύμη.
e) Τοποθετούμε τη ζύμη σε μια κατσαρόλα και την πιέζουμε προς τα κάτω.
f) Ψήνουμε για 15 λεπτά στους 350 F ή μέχρι να ροδίσουν απαλά οι πλευρές.
g) Με μια σπάτουλα κόβουμε σε 12 φέτες και σερβίρουμε.

4. Ναπολιτάνικο λίπος βόμβες

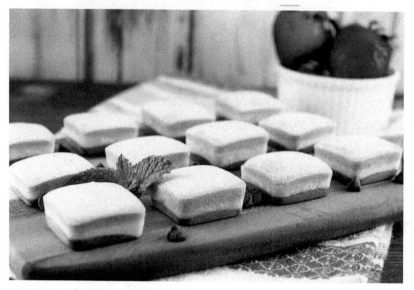

ΣΥΣΤΑΤΙΚΆ

- 1/2 φλιτζάνι Βούτυρο
- 1/2 φλιτζάνι λάδι καρύδας
- 1/2 φλιτζάνι Ξινή κρέμα
- 1/2 φλιτζάνι τυρί κρέμα
- 2 κουταλιές της σούπας Ερυθριτόλη
- 25 σταγόνες Υγρή Στέβια
- 2 κουταλιές της σούπας κακάο σε σκόνη
- 1 κουταλάκι του γλυκού εκχύλισμα βανίλιας
- 2 μέτριες φράουλες

ΚΑΤΕΥΘΎΝΣΕΙΣ

1 Σε ένα μπολ ανακατεύουμε το βούτυρο, το λάδι καρύδας, την κρέμα γάλακτος, το τυρί κρέμα, την ερυθριτόλη και τη υγρή στέβια.

2 Χρησιμοποιώντας ένα μπλέντερ εμβάπτισης, ανακατέψτε τα υλικά μαζί σε ένα λείο μείγμα.

3 Μοιράζουμε το μείγμα σε 3 διαφορετικά μπολ. Προσθέστε τη σκόνη κακάο σε ένα μπολ, τις φράουλες σε ένα άλλο μπολ και τη βανίλια στο τελευταίο μπολ.

4 Ανακατεύουμε ξανά όλα τα υλικά χρησιμοποιώντας ένα μίξερ. Χωρίζουμε το μείγμα της σοκολάτας σε ένα δοχείο με στόμιο.

5 Ρίξτε το μείγμα σοκολάτας σε φόρμα για λίπος. Το βάζουμε στην κατάψυξη για 30 λεπτά και μετά επαναλαμβάνουμε με το μείγμα βανίλιας.

6 Παγώνουμε το μείγμα βανίλιας για 30 λεπτά και μετά επαναλαμβάνουμε τη διαδικασία με το μείγμα φράουλας. Καταψύξτε ξανά για τουλάχιστον 1 ώρα.

7 Μόλις παγώσουν τελείως, τα αφαιρούμε από τις φόρμες για λίπος.

5. Λιποβόμβες κρέμας πορτοκαλιού καρύδας

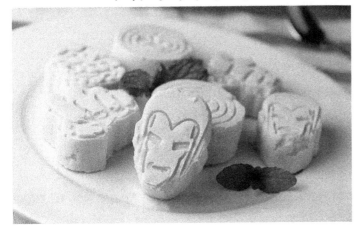

ΣΥΣΤΑΤΙΚΆ

- 1/2 φλιτζάνι λάδι καρύδας
- 1/2 φλιτζάνι βαριά σαντιγί
- 4 ουγκιές. Τυρί κρέμα
- 1 κουταλάκι του γλυκού Βανίλια Πορτοκάλι
- σταγόνες Liquid Stevia

ΚΑΤΕΥΘΎΝΣΕΙΣ

1 Μετρήστε το λάδι καρύδας, την παχύρρευστη κρέμα και το τυρί κρέμα.

2 Χρησιμοποιήστε ένα μπλέντερ εμβάπτισης για να ανακατέψετε όλα τα συστατικά. Εάν δυσκολεύεστε να ανακατέψετε τα συστατικά, μπορείτε να τα ψήσετε στο φούρνο μικροκυμάτων για 30 δευτερόλεπτα έως 1 λεπτό για να μαλακώσουν.

3 Προσθέστε Orange Vanilla Mio και υγρή στέβια στο μείγμα και ανακατέψτε μαζί με ένα κουτάλι.

4 Απλώστε το μείγμα σε ένα δίσκο σιλικόνης (το δικό μου είναι ένας φοβερός δίσκος παγοκύβων της Avenger) και παγώστε για 2-3 ώρες.

5 Μόλις σκληρύνει, αφαιρέστε από το δίσκο σιλικόνης και φυλάξτε την στην κατάψυξη. Απολαμβάνω!

6.   Αλμυρές λιπαρές βόμβες πίτσας

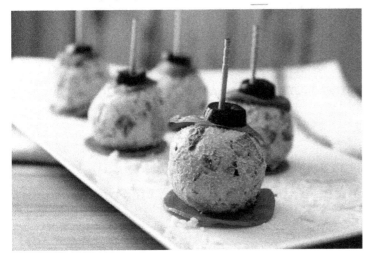

ΣΥΣΤΑΤΙΚΆ

- 4 ουγκιές. Τυρί κρέμα
- φέτες πεπερόνι
- μαύρες ελιές χωρίς κουκούτσι
- 2 κουταλιές της σούπας πέστο λιαστής ντομάτας

ΚΑΤΕΥΘΎΝΣΕΙΣ

1 Κόβουμε σε μικρά κομμάτια το πεπερόνι και τις ελιές.
2 Ανακατεύουμε μαζί τον βασιλικό, το πέστο ντομάτας και το τυρί κρέμα.
3 Προσθέστε τις ελιές και το πεπερόνι στο τυρί κρέμα και ανακατέψτε ξανά.
4 Πλάθουμε σε μπαλάκια και μετά γαρνίρουμε με πεπερόνι, βασιλικό και ελιά.

7. No bake σοκολάτα φυστικοβούτυρο λίπος βόμβες

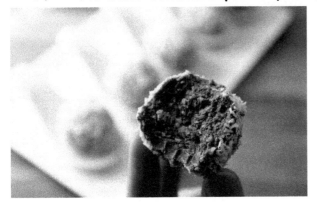

ΣΥΣΤΑΤΙΚΆ

- 1/2 Φλιτζάνι λάδι καρύδας
- 1/4 φλιτζάνι σκόνη κακάο
- κουταλιές της σούπας PB Fit Powder
- κουταλιές της σούπας κελυφωτοί σπόροι κάνναβης
- 2 κουταλιές της σούπας Heavy Cream
- 1 κουταλάκι του γλυκού εκχύλισμα βανίλιας
- 28 σταγόνες Υγρή Στέβια
- 1/4 φλιτζάνι καρύδα χωρίς ζάχαρη τριμμένη

ΚΑΤΕΥΘΎΝΣΕΙΣ

1 Ανακατεύουμε όλα τα ξηρά υλικά με το λάδι καρύδας. Μπορεί να χρειαστεί λίγη δουλειά, αλλά τελικά θα γίνει πάστα.

2 Προσθέστε παχύρρευστη κρέμα, βανίλια και υγρή στέβια. Ανακατεύουμε ξανά μέχρι να ενωθούν όλα και να γίνουν ελαφρώς κρεμώδη.

3 Μετρήστε την τριμμένη καρύδα χωρίς ζάχαρη σε ένα πιάτο.

4 Τυλίξτε τις μπάλες με το χέρι σας και στη συνέχεια κυλήστε μέσα την τριμμένη καρύδα χωρίς ζάχαρη. Στρώνουμε σε ταψί καλυμμένο με λαδόκολλα. Βάζουμε στην κατάψυξη για περίπου 20 λεπτά.

8.   Μπόμπες λίπους Jalapeno popper

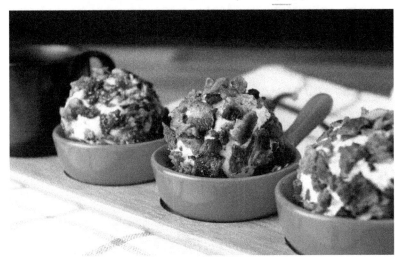

ΣΥΣΤΑΤΙΚΆ

- 3 ουγκιές. Τυρί κρέμα
- 3 φέτες Μπέικον
- 1 μέτρια πιπεριά Jalapeno
- 1/2 κουταλάκι του γλυκού αποξηραμένος μαϊντανός
- 1/4 κουταλάκι του γλυκού Κρεμμύδι σε σκόνη
- 1/4 κουταλάκι του γλυκού σκόνη σκόρδου
- Αλάτι και πιπέρι για να γευτείς

ΚΑΤΕΥΘΎΝΣΕΙΣ

1. Τηγανίζουμε 3 φέτες μπέικον σε ένα τηγάνι μέχρι να γίνουν τραγανές.
2. Αφαιρέστε το μπέικον από το τηγάνι, αλλά κρατήστε το υπόλοιπο λίπος για μελλοντική χρήση.
3. Περιμένετε μέχρι το μπέικον να κρυώσει και να γίνει τραγανό.
4. Αφαιρέστε τους σπόρους μιας πιπεριάς jalapeno και στη συνέχεια κόψτε σε μικρά κομμάτια.
5. Συνδυάστε το τυρί κρέμα, το jalapeno και τα μπαχαρικά. Καρυκεύουμε με αλάτι και πιπέρι-
6. ανά γεύση.
7. Προσθέστε το λίπος μπέικον και ανακατέψτε μέχρι να σχηματιστεί ένα στερεό μείγμα.
8. Θρυμματίζουμε το μπέικον και το βάζουμε σε ένα πιάτο. Τυλίξτε το μείγμα του τυριού κρέμα σε μπάλες με το χέρι σας και στη συνέχεια κυλήστε τη μπάλα στο μπέικον.

9.   Τυρώδεις βόμβες μπέικον

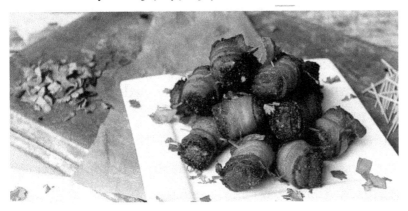

ΣΥΣΤΑΤΙΚΆ

- 3 ουγκιές. Τυρί μοτσαρέλα
- κουταλιές της σούπας Αλεύρι αμυγδάλου
- σούπας Βούτυρο, λιωμένο
- 3 κουταλιές της σούπας Psyllium Husk Powder
- 1 μεγάλο αυγό
- 1/4 κουταλάκι του γλυκού Αλάτι
- 1/4 κουταλάκι του γλυκού φρέσκο αλεσμένο μαύρο πιπέρι
- 1/8 κουταλάκι του γλυκού σκόνη σκόρδου
- 1/8 κουταλάκι του γλυκού Κρεμμύδι σε σκόνη
- φέτες μπέικον
- 1 φλιτζάνι λάδι, λαρδί ή λίπος (για το τηγάνισμα)

ΚΑΤΕΥΘΎΝΣΕΙΣ

1. Προσθέστε 4 oz. (μισό) τυρί μοτσαρέλα σε ένα μπολ.
2. Φούρνο μικροκυμάτων 4 κουταλιές της σούπας βούτυρο για 15-20 δευτερόλεπτα ή μέχρι να λιώσει τελείως.
3. Τυρί μικροκυμάτων για 45-60 δευτερόλεπτα μέχρι να λιώσει και να γίνει αφράτο (πρέπει να είναι ένα
4. Προσθέστε 1 αυγό και βούτυρο στο μείγμα και ανακατέψτε καλά.

5. Προσθέστε 4 κουταλιές της σούπας αλεύρι αμυγδάλου, 3 κουταλιές της σούπας φλοιό Psyllium και τα υπόλοιπα μπαχαρικά σας στο μείγμα (1/4 κουταλάκι του γλυκού Αλάτι, 1/4 κουταλάκι του γλυκού φρέσκο τριμμένο μαύρο πιπέρι, 1/8 κουταλάκι του γλυκού σκόρδο σε σκόνη και 1/8 κουταλάκι του γλυκού κρεμμύδι σε σκόνη).
6. Τα ανακατεύουμε όλα μαζί και τα ρίχνουμε σε μια πιατέλα. Ανοίξτε τη ζύμη ή με τα χέρια σας, σχηματίστε τη ζύμη σε ένα ορθογώνιο.
7. Απλώνουμε το υπόλοιπο τυρί πάνω από τη μισή ζύμη και διπλώνουμε τη ζύμη κατά μήκος.
8. Διπλώνουμε ξανά τη ζύμη κάθετα ώστε να σχηματιστεί ένα τετράγωνο σχήμα.
9. Πιέστε τις άκρες με τα δάχτυλά σας και πιέστε τη ζύμη μαζί σε ένα ορθογώνιο. Θέλετε η γέμιση να είναι σφιχτή μέσα.
10. Με ένα μαχαίρι κόβουμε τη ζύμη σε 20 τετράγωνα.
11. Κόψτε κάθε φέτα μπέικον στη μέση και στη συνέχεια στρώστε το τετράγωνο στο τέλος του 1 κομματιού μπέικον.
12. Τυλίξτε τη ζύμη στο μπέικον σφιχτά μέχρι να αλληλεπικαλύπτονται οι άκρες. Μπορείτε να «τεντώσετε» το μπέικον σας αν χρειάζεται πριν το ρολό.
13. Χρησιμοποιήστε μια οδοντογλυφίδα για να στερεώσετε το μπέικον αφού το ρολάρετε.
14. Κάνετε αυτό για κάθε κομμάτι ζύμης που έχετε. Στο τέλος θα έχετε 20 cheesy μπόμπες μπέικον.

15. Ζεσταίνουμε το λάδι, το λαρδί ή το λίπος στους 350-375 F και στη συνέχεια τηγανίζουμε τις τυρώδεις βόμβες μπέικον 3 ή 4 κομμάτια τη φορά.

10.   Μπόμπες λίπους καρύδας

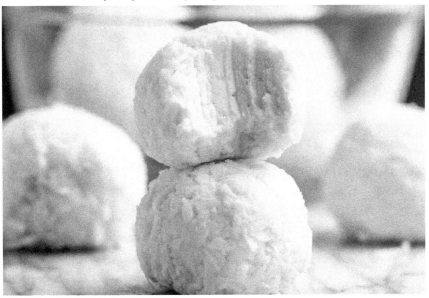

ΣΥΣΤΑΤΙΚΆ

- 30 γρ βούτυρο καρύδας

- 15 γρ παρθένο λάδι καρύδας

- 15g Διπλή κρέμα

- 2 γρ κακάο

- ¼ κουταλάκι του γλυκού υγρό γλυκαντικό.

ΚΑΤΕΥΘΥΝΣΕΙΣ

Κρατήστε το κακάο.

Λιώστε το λάδι καρύδας και το βούτυρο καρύδας μαζί, όταν κρυώσει ανακατέψτε με την κρέμα και το υγρό

γλυκαντική ουσία.

Τοποθετούμε το μείγμα σε 6 θήκες και το βάζουμε στο ψυγείο να σφίξει.

Λιώστε το υπόλοιπο μείγμα για λίγα δευτερόλεπτα σε φούρνο μικροκυμάτων, προσθέστε το κακάο και 10 ml βραστό νερό, ανακατέψτε καλά.

Τοποθετούμε πάνω από το σετ μισό, το βάζουμε στο ψυγείο να σταθεροποιηθεί.

Όταν ρυθμιστούν θα διαπιστώσετε ότι έχουν στείλει σε 3 επίπεδα! Μην ανησυχείτε αν δεν το κάνουν, θα είναι ακόμα νόστιμα.

11. Μπαχάρι με λίπος αμυγδάλου

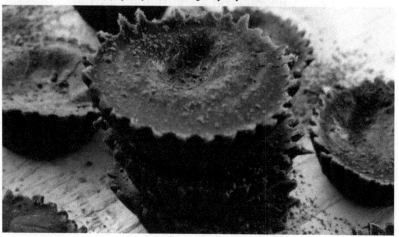

Μερίδες: 8

ΣΥΣΤΑΤΙΚΆ

- 10 κουταλιές της σούπας βούτυρο αμυγδάλου

- 5 κουταλιές της σούπας κρέμα γάλακτος

- 4 κουταλιές της σούπας λάδι καρύδας

- 2 κουταλάκια του γλυκού κακάο σε σκόνη

- 1/4 κγ μπαχάρι

- 6 σταγόνες υγρή στέβια (ή ισοδύναμο)

ΚΑΤΕΥΘΎΝΣΕΙΣ

Ανακατεύουμε όλα τα υλικά μαζί και πιέζουμε σε φλιτζάνια, σε φόρμα ή δοχείο.

Παγώνουμε για περίπου 2 ώρες, αφαιρούμε και απολαμβάνουμε.

Προαιρετικά: Περιχύνουμε με ψιλοκομμένα αμύγδαλα

12. Βανίλια Mocha Fat Bomb Pops

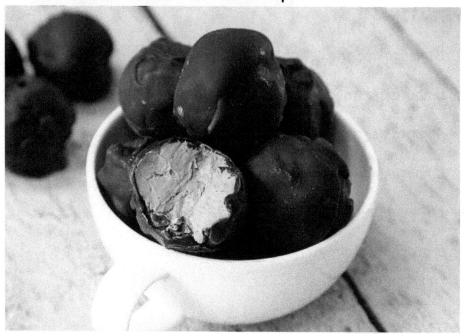

Μερίδες: 6

ΣΥΣΤΑΤΙΚΆ

- 4 κουταλιές της σούπας ανάλατο βούτυρο

- 2 κουταλιές της σούπας παχύρρευστη κρέμα

- 1/2 κουταλάκι του γλυκού εκχύλισμα βανίλιας

- 4 κουταλιές της σούπας λάδι καρύδας

- 1 1/2 κουταλιά της σούπας κακάο σε σκόνη

- 1/2 κουταλάκι του γλυκού εκχύλισμα καφέ, προαιρετικά

- στέβια, για γεύση

ΚΑΤΕΥΘΎΝΣΕΙΣ

Φτιάξτε τη στρώση βανίλιας: Μαλακώστε το βούτυρο στο φούρνο μικροκυμάτων μέχρι να ρευστοποιηθεί. Προσθέστε 2 κουταλιές της σούπας κρέμα γάλακτος και ανακατέψτε. Αφήνω στην άκρη

Μόλις κρυώσει προσθέτουμε τη βανίλια και ανακατεύουμε καλά.

Φτιάξτε τη στρώση μόκα: Ανακατέψτε μαζί λάδι καρύδας, σκόνη κακάο, εκχύλισμα καφέ και στέβια.

Ρίχνουμε το μείγμα βανίλιας σε φορμάκια για μάφινς, δημιουργώντας το κάτω λευκό στρώμα. Τοποθετούμε στο ψυγείο μέχρι να σφίξει, περίπου 15 λεπτά.

Βγάζουμε από το ψυγείο και ρίχνουμε μέσα το μείγμα της μόκας, γεμίζοντας φλιτζάνια μέχρι πάνω.

Προσθέστε τα μπαστουνάκια και παγώστε για 20 με 30 λεπτά.

13. Μπισκότα Cheesecake Jello

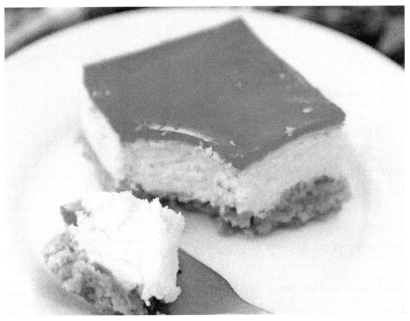

Μερίδες: 12

ΣΥΣΤΑΤΙΚΆ

- 6 ουγγιές τυρί κρέμα

- 4 κουταλιές της σούπας ανάλατο βούτυρο, μαλακωμένο

- 8 σταγόνες υγρή στέβια (ή ισοδύναμο)

- 1 αυγό

- 1/2 κουταλάκι του γλυκού εκχύλισμα βανίλιας

- 1/4 κουταλάκι του γλυκού εκχύλισμα αμυγδάλου (προαιρετικά)

- 1 κιλό ζελέ χωρίς ζάχαρη, οποιαδήποτε γεύση

- 1/8 κουταλάκι του γλυκού θαλασσινό αλάτι

- 1/2 κουταλάκι του γλυκού μπέικιν πάουντερ

- 1 γ αλεύρι αμυγδάλου (ή μισό αμύγδαλο, μισό αλεύρι καρύδας)

ΚΑΤΕΥΘΎΝΣΕΙΣ

Μαλακώστε το τυρί κρέμα και το βούτυρο. Χτυπάμε μαζί με γλυκαντικό και εκχυλίσματα. Ανακατεύουμε με αλάτι και ένα πακέτο ζελέ χωρίς ζάχαρη (ζελατίνη, πουτίγκα, κρέμα κ.λπ.) των 4 οz.

Χτυπάμε το μπέικιν πάουντερ στο αλεύρι αμυγδάλου. Προσθέστε αυτό το ξηρό μείγμα αργά στο υγρό μείγμα μερικές κουταλιές της σούπας τη φορά. Ανακατεύουμε καλά χρησιμοποιώντας ένα πιρούνι για να σχηματιστεί μια ελαφρώς κολλώδης ζύμη.

Τυλίξτε τη ζύμη και βάλτε το στο ψυγείο μέχρι να σφίξει, τουλάχιστον 30 λεπτά, έως και 12 ώρες.

Τυλίξτε τη ζύμη σε μπαλάκια μιας ίντσας και τοποθετήστε τα σε ένα έτοιμο ταψί. Αφήστε περίπου μια ίντσα ανάμεσα σε κάθε μπισκότο.

Χρησιμοποιήστε ένα πιρούνι, τον αντίχειρά σας ή το κάτω μέρος ενός ποτηριού για να ισιώσετε τα μπισκότα. Αυτά δεν απλώνονται κατά το ψήσιμο.

Τα λεπτά, επίπεδα μπισκότα είναι πιο τραγανά, ψήνονται πιο γρήγορα και καίγονται εύκολα. Δείτε αυτά τα τελευταία λεπτά! Ψήστε για 6-8 λεπτά στους 325 F.

Αφαιρέστε από το φούρνο και αφήστε το να κρυώσει 3 λεπτά πριν το μεταφέρετε σε σχάρα ψύξης ή ισοδύναμο. Αφήστε τα μπισκότα να κρυώσουν εντελώς πριν τα σερβίρετε διαφορετικά θα θρυμματιστούν.

14.   Ασπρόμαυρες βόμβες μέντας

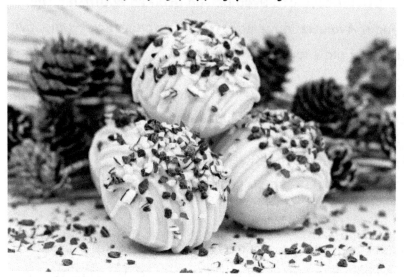

Μερίδες: 12

ΣΥΣΤΑΤΙΚΑ

- 3/4 γ βούτυρο καρύδας

- 1/3 c κομματάκια καρύδας

- 3 κουταλιές της σούπας λάδι καρύδας

- 2 κουταλάκια του γλυκού σκόνη κακάο χωρίς ζάχαρη

- 1/2 κουταλάκι του γλυκού εκχύλισμα μέντας

- υγρή στέβια (ή ισοδύναμο), για γεύση

ΚΑΤΕΥΘΎΝΣΕΙΣ

Συνδυάστε το βούτυρο καρύδας, την τριμμένη καρύδα, 1 κουταλιά της σούπας λάδι καρύδας και εκχύλισμα μέντας. Ανακατεύουμε καλά και αδειάζουμε σε φορμάκια ή φόρμες για μίνι cupcake / φορμάκια για μάφιν, γεμίζοντας μέχρι τη μέση.

Το βάζουμε στο ψυγείο να σφίξει (περίπου 15 λεπτά).

Ανακατέψτε μαζί τις υπόλοιπες 2 κουταλιές της σούπας λάδι καρύδας και τη σκόνη κακάο. Βγάζουμε το μείγμα από το ψυγείο και ρίχνουμε από πάνω το μείγμα με το κακάο. Ξαναβάζουμε στο ψυγείο μέχρι να σφίξει.

Πριν το σερβίρετε, βγάζετε από το ψυγείο και το βάζετε στον πάγκο για περίπου 5 λεπτά.

15.   Βομβίδες λίπους Blackberry Nut

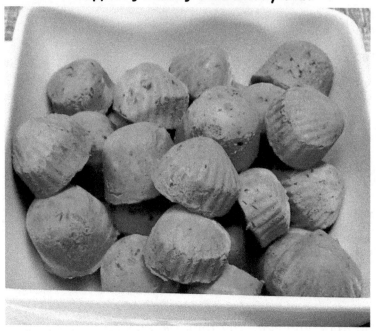

Μερίδες: 12

ΣΥΣΤΑΤΙΚΑ

- 2 ουγγιές παξιμάδι macadamia, θρυμματισμένο

- 4 ουγγιές τυρί neufchatel

- 1 γ βατόμουρα

- 3 κουταλιές της σούπας τυρί μασκαρπόνε

- 1 c λάδι καρύδας

- 1 γ βούτυρο καρύδας

- 1/2 κουταλάκι του γλυκού εκχύλισμα βανίλιας

- 1/2 κουταλάκι χυμό λεμονιού

- Προτιμώμενο γλυκαντικό για γεύση, προαιρετικό

ΚΑΤΕΥΘΎΝΣΕΙΣ

Θρυμματίζουμε τα παξιμάδια macadamia και τα πιέζουμε στον πάτο ενός ταψιού ή μιας φόρμας.

Ψήστε για 5 έως 7 λεπτά στους 325 F ή μέχρι να ροδίσουν.

Βγάζουμε από το φούρνο και αφήνουμε να κρυώσει ελαφρώς.

Απλώστε μια στρώση μαλακωμένου τυριού κρέμα πάνω από την «κρούστα» των ξηρών καρπών.

Σε ένα μπολ, ανακατέψτε μαζί τα βατόμουρα, το τυρί μασκαρπόνε, το λάδι καρύδας, το βούτυρο καρύδας, τη βανίλια, το χυμό λεμονιού και το γλυκαντικό (προαιρετικά) μέχρι να ομογενοποιηθούν και να συνδυαστούν καλά.

Ρίξτε το μείγμα πάνω από τη στρώση του τυριού κρέμα. Καταψύξτε για 30 λεπτά έως μία ώρα. Βγάζουμε και φυλάμε στο ψυγείο.

16.   Μπέικον βούτυρο σφενδάμου λίπους

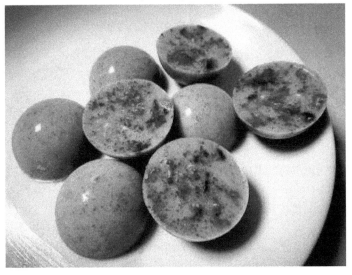

Μερίδες: 12

ΣΥΣΤΑΤΙΚΑ

- 8 ουγγιές τυρί neufchatel, μαλακωμένο

- 1/2 c βούτυρο ανάλατο

- 4 κουταλάκια του γλυκού λίπος μπέικον

- 4 κουταλιές της σούπας λάδι καρύδας

- 8 φέτες μπέικον, ψημένες και θρυμματισμένες

- 1/4 c σιρόπι σφενδάμου χωρίς ζάχαρη

- Ή εκχύλισμα σφενδάμου και υγρή στέβια (ή ισοδύναμο), για γεύση

ΚΑΤΕΥΘΎΝΣΕΙΣ

Ανακατέψτε όλα τα υλικά, αφήνοντας στην άκρη λίγο θρυμματισμένο μπέικον και λιώστε αργά στο φούρνο μικροκυμάτων για διαστήματα 10 δευτερολέπτων μέχρι να ομογενοποιηθούν.

Αδειάζουμε σε ένα ταψί ή ταψί και το βάζουμε στην κατάψυξη μέχρι να σφίξει, περίπου 15 λεπτά.

Βγάζουμε από την κατάψυξη, πασπαλίζουμε με περισσότερο θρυμματισμένο μπέικον, κόβουμε σε φέτες και σερβίρουμε.

17.   Λιπαρές βόμβες Cheesecake κολοκύθας

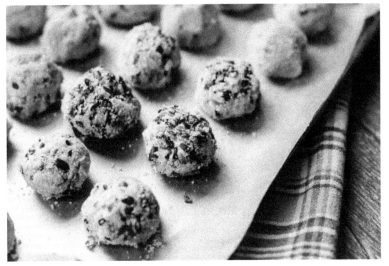

Μερίδες: 8

ΣΥΣΤΑΤΙΚΑ

- 1/2 c βούτυρο ανάλατο

- 8 ουγγιές τυρί neufchatel

- 1/2 c κολοκύθα, πουρέ

- 1/4 γ πεκάν ψιλοκομμένο

- 2 κουταλάκια του γλυκού εκχύλισμα βανίλιας

- 1 κουταλάκι του γλυκού κανέλα

- 1/2 κουταλάκι του γλυκού μπαχαρικό κολοκύθας

- 1/8 κουταλάκι του γλυκού θαλασσινό αλάτι

- 12 σταγόνες υγρή στέβια (ή ισοδύναμο)

ΚΑΤΕΥΘΎΝΣΕΙΣ

Λιώνουμε το βούτυρο σε μέτρια δυνατή φωτιά, ανακατεύοντας συχνά.

Προσθέστε την πολτοποιημένη κολοκύθα και συνεχίστε το χτύπημα. Προσθέστε το τυρί κρέμα, τη στέβια, τα πεκάν και τα μπαχαρικά. Χτυπάμε μέχρι να ομογενοποιηθούν και μετά προσθέτουμε το εκχύλισμα βανίλιας.

Ανακατεύουμε εντελώς και αποσύρουμε από τη φωτιά. Στρώστε ένα ταψί ή πιάτο 9 ιντσών με χαρτί κεριού και ρίξτε το μείγμα φοντάν στο ταψί.

Πασπαλίζουμε με περισσότερα πεκάν αν θέλουμε και βάζουμε στην κατάψυξη για 24 ώρες. Όταν είναι έτοιμο να το κόψετε, αφαιρέστε το τραβώντας το χαρτί κεριού. Κόβουμε σε κομμάτια σερβιρίσματος.

Αποθηκεύστε σε ένα δοχείο στην κατάψυξη μέχρι να είναι έτοιμο για σερβίρισμα.

18. Κρέμα καρύδας Blueberry Fat Bombs

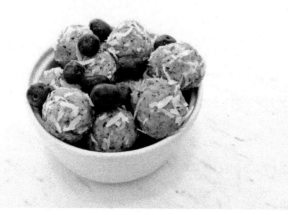

Μερίδες: 16

ΣΥΣΤΑΤΙΚΑ

- 1 γ βατόμουρα

- 8 ουγγιές ανάλατο βούτυρο

- 4 ουγγιές τυρί neufchatel, μαλακωμένο

- 1/4 γ κρέμα καρύδας

- 3/4 c λάδι καρύδας

- υγρή στέβια (ή ισοδύναμο), για γεύση

- Ολόκληρο Μούρο

ΚΑΤΕΥΘΎΝΣΕΙΣ

Τοποθετήστε τα θρυμματισμένα βατόμουρα στον πάτο ενός πιάτου ή ενός ταψιού. Σε μια κατσαρόλα σε χαμηλή φωτιά λιώνουμε το βούτυρο και το λάδι καρύδας. Αποσύρουμε από τη φωτιά και κρυώνουμε για 5 λεπτά.

Προσθέστε τα υπόλοιπα υλικά και χτυπήστε καλά με σύρμα ή μπλέντερ χειρός, προσθέτοντας σιγά σιγά τη στέβια.

Ρίχνουμε το μείγμα στο ταψί και το βάζουμε στην κατάψυξη για 1 ώρα. Κόβουμε σε φέτες πριν το σερβίρουμε και προσθέτουμε μερικά ολόκληρα βατόμουρα.

19.   Σοκολατένιες βόμβες κανέλας με φυστικοβούτυρο

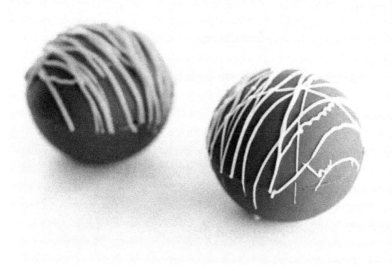

Μερίδες: 12

ΣΥΣΤΑΤΙΚΑ

- 4 κουταλιές της σούπας λάδι καρύδας

- 4 κουταλιές της σούπας κακάο σε σκόνη

- 1/4 γ καρύδια, ψιλοκομμένα

- 1/2 c φυστικοβούτυρο

- Στέβια (ή ισοδύναμο), για γεύση

- 1 κουταλάκι του γλυκού εκχύλισμα βανίλιας

- 1/4 κουταλιά της σούπας κανέλα

- Θαλασσινό αλάτι, για γεύση

ΚΑΤΕΥΘΎΝΣΕΙΣ

Λιώστε το λάδι καρύδας σε φούρνο μικροκυμάτων για 45 δευτερόλεπτα.

Προσθέστε κακάο, Splenda και βανίλια, ανακατεύοντας καλά μέχρι να ομογενοποιηθούν. Διπλώνουμε σε ψιλοκομμένους ξηρούς καρπούς.

Ρίξτε το μείγμα σοκολάτας σε ένα ταψί ή πιάτο και απλώστε ομοιόμορφα.

Ανακατεύουμε μαζί την κανέλα και το φυστικοβούτυρο και περιχύνουμε απαλά το μείγμα της σοκολάτας.

Πασπαλίζουμε με θαλασσινό αλάτι και μετά παγώνουμε για 20 λεπτά. Κόβουμε σε φέτες πριν το σερβίρουμε.

20.   Μπόμπες με λίπος καρύδας αμυγδάλου

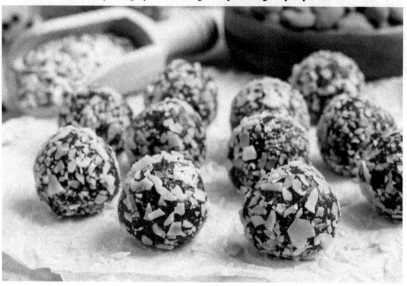

Μερίδες: 12

ΣΥΣΤΑΤΙΚΑ

ΚΡΟΥΣΤΑ

- 4 ουγγιές μακαντάμια
- αλάτι παύλα
- 4 κουταλιές της σούπας βούτυρο αμυγδάλου

ΣΤΡΩΣΗ ΚΑΡΥΔΑΣ

- 1/4 c καρύδας χωρίς ζάχαρη τριμμένη
- 6 κουταλιές της σούπας λάδι καρύδας, λιωμένο

ΣΤΡΩΣΗ ΣΟΚΟΛΑΤΑ

- 4 κουταλιές της σούπας κακάο σε σκόνη
- 2 κουταλιές της σούπας λάδι καρύδας
- στέβια (ή ισοδύναμο), για γεύση

ΚΑΤΕΥΘΎΝΣΕΙΣ

Φτιάχνουμε τη στρώση κρούστας: Πασπαλίζουμε ή θρυμματίζουμε τα καρύδια μακαντάμια και το αλάτι μέχρι να αλεσθούν.

Προσθέτουμε το βούτυρο αμυγδάλου και ανακατεύουμε. Πιέστε το μείγμα σε ένα ταψί ή ένα μικρό πιάτο.

Φτιάξτε τη στρώση καρύδας: Σε ένα μπολ, ανακατέψτε την τριμμένη καρύδα και το λάδι καρύδας.

Απλώνουμε το μείγμα καρύδας πάνω από την κρούστα, χτυπάμε και αφήνουμε στην άκρη.

Φτιάξτε τη στρώση σοκολάτας: Ανακατέψτε τη σκόνη κακάο στο λάδι καρύδας μέχρι να ομογενοποιηθεί. Προσθέστε στέβια (ή ισοδύναμο) για γεύση. Ρίξτε τη σάλτσα σοκολάτας πάνω από τη στρώση καρύδας. Λειάνετε με μια σπάτουλα.

Τοποθετήστε στο ψυγείο ή στην κατάψυξη μέχρι να σφίξει, περίπου 1 με 2 ώρες.

21. Τέσσερις λίπους μπαχαρικών

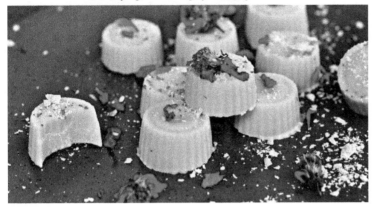

Μερίδες: 6

ΣΥΣΤΑΤΙΚΑ

- 8 ουγγιές τυρί neufchatel, μαλακωμένο

- 1 κουταλάκι του γλυκού υγρή στέβια (ή ισοδύναμο)

- 1 κουταλάκι του γλυκού τζίντζερ

- 1 κουταλιά της σούπας κανέλα

- 1/2 κουταλάκι του γλυκού γαρύφαλλο, τριμμένο

- 1/2 κουταλάκι του γλυκού μοσχοκάρυδο

- 3/4 c λάδι καρύδας

ΚΑΤΕΥΘΎΝΣΕΙΣ

Τοποθετήστε όλα τα υλικά σε έναν επεξεργαστή τροφίμων - εκτός από το λάδι καρύδας.

Επεξεργαστείτε αργά, ρίχνοντας τελευταίο το λάδι καρύδας στο τυρί κρέμα. Σημείωση: Ρίξτε ΠΟΛΥ αργά σε λεπτή ροή.

Χωρίζουμε σε 6 μικρά κομμάτια και τυλίγουμε σε μπαλάκια. Το βάζετε στο ψυγείο για 15 λεπτά και ρίχνετε από πάνω λίγο λιωμένη, χωρίς ζάχαρη ή μαύρη σοκολάτα.

Τοποθετήστε ξανά στο ψυγείο μέχρι να φάτε.

22.   Σοκολατένιες βόμβες καρύδας με φυστικοβούτυρο

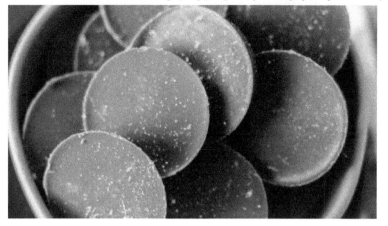

Μερίδες: 10

ΣΥΣΤΑΤΙΚΑ

- 3/4 c λάδι καρύδας

- 1/4 γ κακάο σε σκόνη

- 1/4 γ φυστικοβούτυρο

- υγρή στέβια (ή ισοδύναμο), για γεύση

ΚΑΤΕΥΘΎΝΣΕΙΣ

Ζεσταίνουμε το λάδι καρύδας μέχρι να λιώσει. Μοιράστε σε τρία μπολ.

Σε ένα μπολ, ανακατέψτε τη σκόνη κακάο μέχρι να διαλυθεί τελείως. Προσθέστε υγρή στέβια για γεύση.

Σε ένα άλλο μπολ, προσθέστε το φυστικοβούτυρο στο λάδι καρύδας και ανακατέψτε μέχρι να ομογενοποιηθούν. Προσθέστε στέβια για γεύση.

Στο τελευταίο μπολ, προσθέστε 1 κουταλάκι του γλυκού λάδι καρύδας και στέβια κατά βούληση.

Για να φτιάξετε λίπους μίας μερίδας, χρησιμοποιήστε μια τετράγωνη φόρμα ή φλιτζάνια για μάφιν. Μοιράζουμε το λάδι με γεύση σοκολάτας σε 10 μικρά φλιτζάνια. Βάλτε το μείγμα στο ψυγείο μέχρι να σφίξει, περίπου 10 λεπτά.

Ρίξτε με κουτάλι το μείγμα του φυστικοβούτυρου πάνω από τη στρώση σοκολάτας. Επιστρέψτε στο ψυγείο για να σταθεροποιηθεί.

Όταν σφίξει, αφαιρέστε τις φόρμες από το ψυγείο και ρίξτε την υπόλοιπη διάφανη στρώση καρύδας πάνω από το φυστικοβούτυρο. Ψύξτε μέχρι να είναι έτοιμο για σερβίρισμα.

Προαιρετικά: Πασπαλίστε με τριμμένη καρύδα ή ψιλοκομμένους ξηρούς καρπούς.

23.   Φρυγανισμένος φλοιός βόμβας από λίπος καρύδας

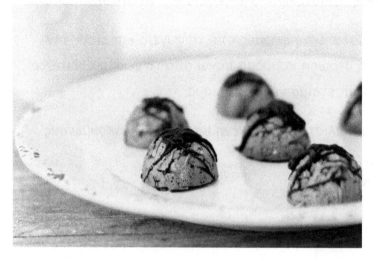

Μερίδες: 6

ΣΥΣΤΑΤΙΚΑ

- 5 ουγγιές λάδι καρύδας

- 3 ουγγιές σοκολάτα ψησίματος χωρίς ζάχαρη

- 3 ουγγιές ανάλατο βούτυρο

- 1 1/2 κουταλιά της σούπας κακάο σε σκόνη

- 1/4 κουταλάκι του γλυκού αλάτι

- 3 κουταλιές της σούπας νιφάδες καρύδας χωρίς ζάχαρη (μεγάλη νιφάδα)

- υγρή στέβια (ή ισοδύναμο), για γεύση

ΚΑΤΕΥΘΎΝΣΕΙΣ

Φρυγανίστε τη μεγάλη καρύδα με νιφάδες χωρίς ζάχαρη στο φούρνο στους 350 F σε ένα ταψί, ελέγχοντας συχνά.

Λιώστε το λάδι καρύδας, τη μαύρη σοκολάτα χωρίς ζάχαρη και το ανάλατο βούτυρο σε φούρνο μικροκυμάτων σε μέτρια φωτιά για περίπου 1 λεπτό 40 δευτερόλεπτα.

Προσθέστε σκόνη κακάο και αλάτι. Ανακατεύουμε καλά και γλυκαίνουμε στη γεύση. (Η Τζόαν χρησιμοποίησε ένα μείγμα σκόνης Swerve και 12 σταγόνες σουκραλόζης για να γλυκάνει.)

Αδειάζουμε σε μια πλαστική τυλιγμένη λαμαρίνα σε μια λακκούβα. Πιέστε τις νιφάδες καρύδας στη σοκολάτα.

Τοποθετούμε στο ψυγείο μέχρι να σφίξει.

24. Γεμιστές βόμβες λίπους πεκάν

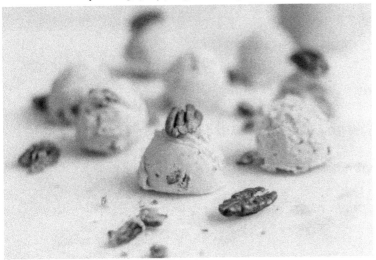

Μερίδες: 1

ΣΥΣΤΑΤΙΚΑ

- 4 μισά πεκάν

- 1/2 κουταλάκι του γλυκού ανάλατο βούτυρο

- 1 ουγγιά τυρί neufchatel

- πρέζα θαλασσινό αλάτι

ΚΑΤΕΥΘΎΝΣΕΙΣ

Ψήστε τα πεκάν στο φούρνο στους 350 F για 8 έως 10 λεπτά. Αφήνουμε στην άκρη και αφήνουμε να κρυώσει.

Μαλακώστε το βούτυρο και το τυρί κρέμα, προσθέστε τις αγαπημένες σας γεύσεις, τα μπαχαρικά, τα βότανα ή τα λαχανικά και ανακατέψτε καλά μέχρι να ομογενοποιηθούν και να γίνουν κρεμώδη.

Απλώστε το μείγμα βουτύρου-κρέμα τυριού ανάμεσα σε δύο μισά πεκάν.

Πασπαλίζουμε με θαλασσινό αλάτι και απολαμβάνουμε.

25.   Παχιές βόμβες βουτύρου κολοκύθας

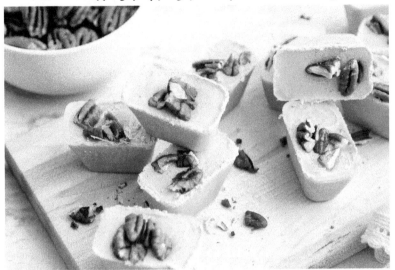

Μερίδες: 6

ΣΥΣΤΑΤΙΚΑ

- 8 κουταλιές της σούπας ανάλατο βούτυρο

- 4 κουταλιές της σούπας λάδι καρύδας

- 1/2 c κολοκύθα

- τζίντζερ, για γεύση

- γαρύφαλλο, για γεύση

- μοσχοκάρυδο, για γεύση

- κανέλα, για γεύση

- υγρή στέβια (ή ισοδύναμο), για γεύση

ΚΑΤΕΥΘΎΝΣΕΙΣ

Λιώστε το λάδι καρύδας στο φούρνο μικροκυμάτων μέχρι να ρευστοποιηθεί και να ζεσταθεί. Προσθέστε το βούτυρο και χτυπήστε καλά με ένα πιρούνι μέχρι να ομογενοποιηθεί.

Συνεχίστε να χτυπάτε και ανακατεύετε την κολοκύθα μέχρι να γίνει λεία και κρεμώδης. Προσθέστε στέβια, μπαχαρικά και ανακατέψτε.

Ρίξτε με την κουταλιά σε λαδόκολλα και βάλτε το στο ψυγείο μέχρι να σφίξει, περίπου 10 λεπτά.

Βγάζουμε από το ψυγείο, τυλίγουμε το μείγμα της βόμβας λίπους σε μπάλες μεγέθους 1 ίντσας και το βάζουμε αμέσως ξανά στο ψυγείο για τουλάχιστον μία ώρα.

26. Μπόμπες καρύδας με στρώσεις σοκολάτας

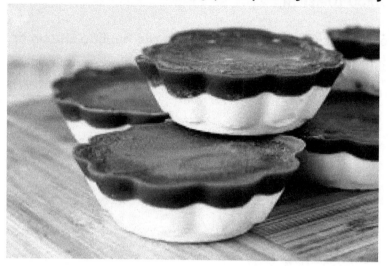

Μερίδες: 12

ΣΥΣΤΑΤΙΚΑ

- 2 γ κομματάκια καρύδας

- 1 c λάδι καρύδας

- 4 ουγγιές τυρί neufchatel

- 2 κουταλιές της σούπας κακάο σε σκόνη

- στέβια (ή ισοδύναμο), για γεύση

- 1/4 κουταλάκι του γλυκού κανέλα

- θαλασσινό αλάτι, πρέζα

ΚΑΤΕΥΘΎΝΣΕΙΣ

Ζεσταίνουμε το λάδι καρύδας σε μέτρια φωτιά και προσθέτουμε την τριμμένη καρύδα, την κανέλα, μια πρέζα αλάτι και τη στέβια (ή γλυκαντικό της επιλογής).

Στρώνουμε ένα ρηχό ταψί με χαρτί κεριού (ή αλουμινόχαρτο) και ρίχνουμε μέσα το μείγμα του λαδιού καρύδας. Πιέστε το προς τα κάτω, δημιουργώντας ένα συμπαγές στρώμα.

Τοποθετήστε το ταψί στην κατάψυξη μέχρι να σφίξει το μείγμα.

Αφαιρέστε από την κατάψυξη. Λιώνουμε τη σκόνη κακάο και το τυρί κρέμα και ρίχνουμε από πάνω.

Τοποθετήστε ξανά στην κατάψυξη για 10 με 15 λεπτά.

Μόλις στερεοποιηθεί, κόψτε σε τετράγωνα κομμάτια ή σπάστε και απολαύστε! Αποθηκεύστε το υπόλοιπο στο ψυγείο.

27. Λιπαρές βόμβες Cheesecake με λεμόνι

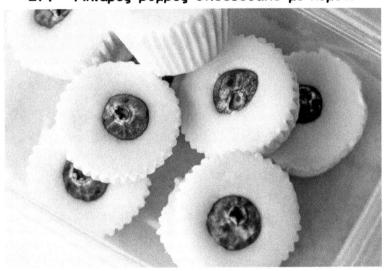

Μερίδες: 12

ΣΥΣΤΑΤΙΚΑ

- 1/4 γ λάδι καρύδας, λιωμένο

- 4 κουταλιές της σούπας ανάλατο βούτυρο, μαλακωμένο

- 4 ουγγιές τυρί κρέμα, μαλακωμένο

- 1 κουταλιά της σούπας ξύσμα λεμονιού, ψιλοτριμμένο

- 1 κουταλάκι χυμό λεμονιού

- εκχύλισμα λεμονιού, προαιρετικά

- Στέβια (ή ισοδύναμο), για γεύση

ΚΑΤΕΥΘΎΝΣΕΙΣ

Ανακατεύουμε όλα τα υλικά με ένα μίξερ χειρός μέχρι να ομογενοποιηθούν.

Αδειάζετε σε επενδύσεις για cupcakes, φόρμες ή φορμάκια.

Καταψύξτε μέχρι να σφίξει - τουλάχιστον μερικές ώρες, κατά προτίμηση όλη τη νύχτα.

Πασπαλίζουμε με ξύσμα λεμονιού.

28. Φράουλα Mocha Swirl Fat Bombs

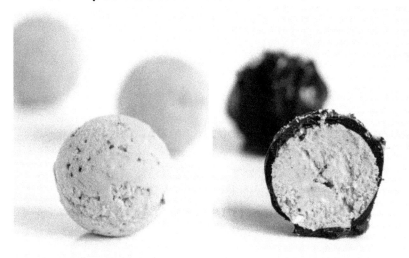

Μερίδες: 12

ΣΥΣΤΑΤΙΚΑ

- 4 κουταλιές της σούπας ανάλατο βούτυρο

- 4 κουταλιές της σούπας λάδι καρύδας

- 2 κουταλιές της σούπας κακάο σε σκόνη

- 1/4 κουταλάκι του γλυκού υγρή στέβια (ή ισοδύναμο)

ΣΤΡΙΒΛΙΟΣ ΦΡΑΟΥΛΑ

- 1 κουταλιά της σούπας ανάλατο βούτυρο

- 1 κουταλιά της σούπας λάδι καρύδας

- 1 κουταλιά της σούπας κρέμα γάλακτος

- 1/4 γ φράουλες

- 1/4 κουταλάκι του γλυκού υγρή στέβια (ή ισοδύναμο)

ΚΑΤΕΥΘΎΝΣΕΙΣ

ΣΟΚΟΛΑΤΑ:

Μαλακώστε το βούτυρο στο φούρνο μικροκυμάτων και μετά αφήστε το να κρυώσει ελαφρώς. Προσθέστε λάδι καρύδας, σκόνη κακάο και στέβια στο λιωμένο βούτυρο, ανακατεύοντας με ένα μπλέντερ χειρός. Αφήνω στην άκρη.

ΣΤΡΙΒΛΙΟΣ ΦΡΑΟΥΛΑ:

Πολτοποιούμε τις φράουλες και προσθέτουμε την παχύρρευστη κρέμα. Ψήνουμε στο μικροκύματα για 10 δευτερόλεπτα (μέχρι να ζεσταθεί) και αφήνουμε στην άκρη. Λιώστε το βούτυρο και προσθέστε το ζεστό μείγμα φράουλας, το λάδι καρύδας και τη στέβια. Χρησιμοποιήστε ένα μπλέντερ με ραβδιά ή χτυπήστε γρήγορα.

ΣΥΝΕΛΕΥΣΗ:

Ρίξτε το μείγμα της σοκολάτας σε μια φόρμα ή σε κάπκεϊκ. Προσθέστε τη φράουλα στο κέντρο των λίπους σας και ανακατέψτε με μια οδοντογλυφίδα.

Παγώνουμε για 20 λεπτά και μετά βγάζουμε τις λίπος από τη φόρμα. Φυλάσσετε σε αεροστεγές δοχείο στην κατάψυξη.

29. Μπόμπες λίπους με βούτυρο καρυδιάς

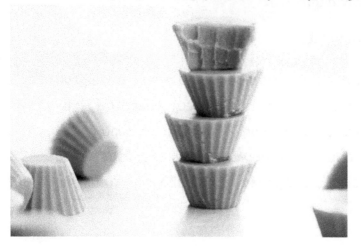

Μερίδες: 8

ΣΥΣΤΑΤΙΚΑ

- 4 κουταλιές της σούπας ανάλατο βούτυρο

- 1/2 γ βούτυρο αμυγδάλου

- 1/2 c λάδι καρύδας

- 6 σταγόνες υγρή στέβια (ή ισοδύναμο)

- Θαλασσινό αλάτι

- 2 κουταλιές της σούπας καρύδια, ψιλοκομμένα

- μαύρη σοκολάτα λιωμένη (προαιρετικά - προσθέστε τους υδατάνθρακες)

ΚΑΤΕΥΘΎΝΣΕΙΣ

Ανακατεύουμε όλα τα υλικά σε ένα μικρό πιάτο ή μπολ και ζεσταίνουμε στο φούρνο μικροκυμάτων για 30 δευτερόλεπτα. Χτυπάμε μέχρι να αναμειχθούν καλά.

Αδειάζετε σε φορμάκια για cupcakes, φορμάκια για μάφινς ή φορμάκια και το βάζετε στην κατάψυξη μέχρι να σφίξει, περίπου μία ώρα.

Πριν το σερβίρετε, ρίχνετε από πάνω λιωμένη χωρίς ζάχαρη ή μαύρη σοκολάτα και κομμάτια καρυδιού.

30. Μπάρες καρύδας βανίλιας

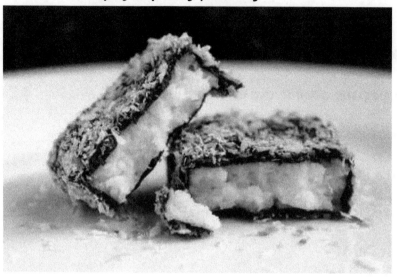

Μερίδες: 6

ΣΥΣΤΑΤΙΚΑ

- 1 γ νιφάδες καρύδας χωρίς ζάχαρη, τριμμένες

- 1/4 c νερό

- 1-2 σταγόνες στέβια (προαιρετικά)

- 2 κουταλιές της σούπας λάδι καρύδας

- 1/2 κουταλάκι του γλυκού εκχύλισμα βανίλιας

- 1/8 κουταλάκι του γλυκού αλάτι

ΚΑΤΕΥΘΎΝΣΕΙΣ

Συνδυάστε όλα τα υλικά σε έναν επεξεργαστή τροφίμων.

Πιέστε το μείγμα στον πάτο οποιουδήποτε μικρού δοχείου (7"×5" λειτουργεί εξαιρετικά).

Αφήνουμε στο ψυγείο 1 ώρα (ή παγώνουμε 15 λεπτά) πριν το κόψουμε. Διατηρείται στο ψυγείο ή στην κατάψυξη (διαρκεί μερικές εβδομάδες).

31. Μπαλάκια μπέικον jalapeño

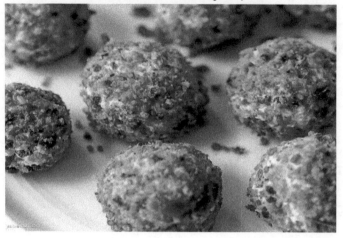

ΣΥΣΤΑΤΙΚΆ:

- 5 φέτες μπέικον χωρίς προσθήκη ζάχαρης, ψημένες, με λίπος

- $1/4$ φλιτζάνι συν 2 κουταλιές της σούπας (3 ουγκιές) τυρί κρέμα

- 2 κουταλιές της σούπας κρατημένο λίπος μπέικον

- 1 κουταλάκι του γλυκού πιπέρι jalapeño με σπόρους και ψιλοκομμένο

- 1 κουταλιά της σούπας κόλιαντρο ψιλοκομμένο

ΚΑΤΕΥΘΥΝΣΕΙΣ:

Σε ένα ξύλο κοπής, ψιλοκόψτε το μπέικον σε μικρά ψίχουλα.

Σε ένα μικρό μπολ, συνδυάστε το τυρί κρέμα, το λίπος μπέικον, το jalapeño και τον κόλιανδρο. ανακατεύουμε καλά με ένα πιρούνι.

Πλάθετε το μείγμα σε 6 μπάλες.

Τοποθετήστε τα θρυμματισμένα μπέικον σε μια μεσαία πιατέλα και τυλίξτε μεμονωμένες μπάλες για να επικαλυφθούν ομοιόμορφα.

Σερβίρετε αμέσως ή βάζετε στο ψυγείο έως και 3 ημέρες.

32.   Μπαλάκια προσούτο αβοκάντο

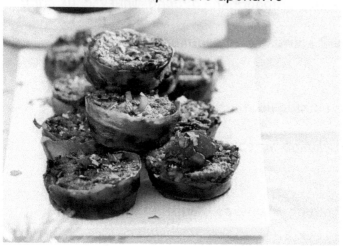

ΣΥΣΤΑΤΙΚΑ:

- 1/2 φλιτζάνι παξιμάδια μακαντάμια

- 1/2 μεγάλο αβοκάντο, ξεφλουδισμένο και χωρίς κουκούτσι (περίπου 4 ουγγιές πολτός)

- 1 ουγγιά μαγειρεμένο προσούτο, θρυμματισμένο

- 1/4 κουταλάκι του γλυκού μαύρο πιπέρι

ΚΑΤΕΥΘΥΝΣΕΙΣ:

Σε ένα μικρό πολυμηχάνημα, χτυπήστε τα καρύδια macadamia μέχρι να θρυμματιστούν ομοιόμορφα. Διαιρέστε στη μέση.

Σε ένα μικρό μπολ, συνδυάστε το αβοκάντο, τα μισά καρύδια μακαντάμια, το προσούτο θρυμματισμένο και το πιπέρι και ανακατέψτε καλά με ένα πιρούνι.

Πλάθετε το μείγμα σε 6 μπάλες.

Βάλτε τα υπόλοιπα θρυμματισμένα παξιμάδια μακαντάμια σε ένα μεσαίο πιάτο και τυλίξτε μεμονωμένες μπάλες για να επικαλυφθούν ομοιόμορφα.

Σερβίρετε αμέσως.

33.   Μπάλες μπάρμπεκιου

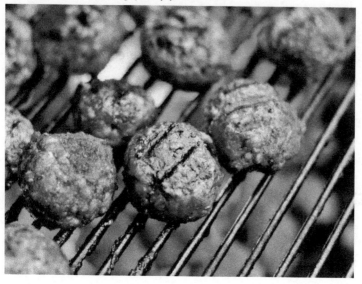

ΣΥΣΤΑΤΙΚΆ:

- 4 ουγγιές (1/2 φλιτζάνι) τυρί κρέμα

- 4 κουταλιές της σούπας λίπος μπέικον

- $^1/2$ κουταλάκι του γλυκού γεύση καπνού

- 2 σταγόνες γλυκερίτη στέβια

- $^1/8$ κουταλάκι του γλυκού μηλόξυδο

- 1 κουταλιά της σούπας γλυκό καπνιστό τσίλι σε σκόνη

ΚΑΤΕΥΘΥΝΣΕΙΣ:

Σε έναν μικρό επεξεργαστή τροφίμων, επεξεργάζεστε όλα τα υλικά εκτός από τη σκόνη τσίλι μέχρι να σχηματίσουν μια λεία κρέμα, περίπου 30 δευτερόλεπτα.

Ξύστε το μείγμα και μεταφέρετε σε ένα μικρό μπολ και στη συνέχεια βάλτε το στο ψυγείο για 2 ώρες.

Πλάθουμε σε 6 μπάλες με τη βοήθεια ενός κουταλιού.

Πασπαλίστε τις μπάλες με σκόνη τσίλι, κυλώντας γύρω για να καλύψουν όλες τις πλευρές.

Σερβίρετε αμέσως ή βάζετε στο ψυγείο έως και 3 ημέρες.

34.   Μπαλάκια τηγανίτα σφενδάμου μπέικον

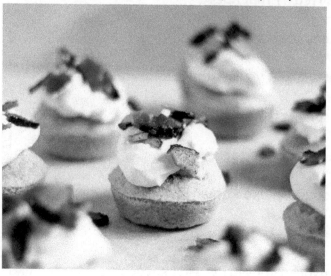

ΣΥΣΤΑΤΙΚΆ:

- 5 φέτες μπέικον χωρίς ζάχαρη, ψημένες

- 4 ουγγιές (1/2 φλιτζάνι) τυρί κρέμα

- $1/2$ κουταλάκι του γλυκού γεύση σφενδάμου

- $1/4$ κουταλάκι του γλυκού αλάτι

- 3 κουταλιές της σούπας θρυμματισμένα πεκάν

ΚΑΤΕΥΘΥΝΣΕΙΣ:

Σε ένα ξύλο κοπής, ψιλοκόψτε το μπέικον σε μικρά ψίχουλα.

Σε ένα μικρό μπολ, συνδυάστε το τυρί κρέμα και το μπέικον θρυμματισμένο με γεύση σφενδάμου και αλάτι. ανακατεύουμε καλά με ένα πιρούνι.

Πλάθετε το μείγμα σε 6 μπάλες.

Τοποθετήστε τα θρυμματισμένα πεκάν σε ένα μεσαίο πιάτο και τυλίξτε με ρολό ατομικές μπάλες για να επικαλυφθούν ομοιόμορφα.

Σερβίρετε αμέσως ή βάζετε στο ψυγείο έως και 3 ημέρες.

35.   Μπαλάκια ηλίου

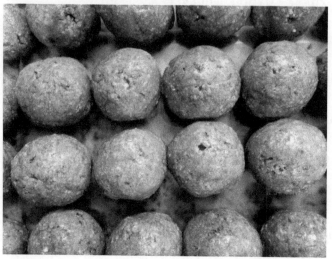

ΣΥΣΤΑΤΙΚΆ:

- 6 κουταλιές της σούπας τυρί μασκαρπόνε

- 3 κουταλιές της σούπας βούτυρο ηλιόσπορου χωρίς προσθήκη ζάχαρης

- 6 κουταλιές της σούπας λάδι καρύδας, μαλακωμένο

- 3 κουταλιές της σούπας τριμμένες νιφάδες καρύδας χωρίς ζάχαρη

ΚΑΤΕΥΘΥΝΣΕΙΣ:

Σε ένα μεσαίο μπολ, ανακατέψτε το τυρί μασκαρπόνε, το βούτυρο ηλιόσπορου και το λάδι καρύδας μέχρι να σχηματιστεί μια λεία πάστα.

Πλάθουμε την πάστα σε μπαλάκια σε μέγεθος καρυδιού. Εάν το μείγμα είναι πολύ κολλώδες, το βάζετε στο ψυγείο 15 λεπτά πριν σχηματίσετε μπαλάκια.

Απλώστε τις νιφάδες καρύδας σε ένα μεσαίο πιάτο και τυλίξτε τις μεμονωμένες μπάλες για να επικαλυφθούν ομοιόμορφα.

36.   Δαγκώματα βραζιλιάνικου κρεμμυδιού

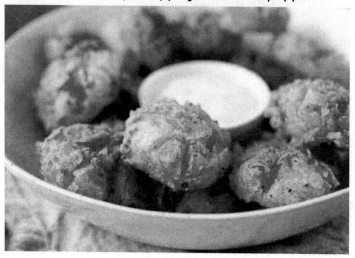

ΣΥΣΤΑΤΙΚΆ:

- 1 μικρό κρεμμύδι 1/4 της κατά μήκος

- 6 κουταλιές της σούπας μαγιονέζα

- Αλατοπίπερο

- 6 φέτες ψωμιού -- αφαιρέθηκαν οι κρούστες

- 3 κουταλιές της σούπας παρμεζάνα -- τριμμένη

ΚΑΤΕΥΘΎΝΣΕΙΣ:

a) Προθερμαίνουμε τον φούρνο στους 350. Ανακατεύουμε το κρεμμύδι με 5 κουταλιές της σούπας από τη μαγιονέζα και αλατοπίπερο κατά βούληση. Αφήνω στην άκρη. Αλείφουμε 3 φέτες ψωμί από τη μία πλευρά με την υπόλοιπη μαγιονέζα. Κόψτε τα σε τέταρτα.

b) Κόβουμε τις υπόλοιπες 3 φέτες ψωμιού στα τέσσερα και αλείφουμε κάθε τετράγωνο ομοιόμορφα με το μείγμα του κρεμμυδιού. Ρίξτε από πάνω τα κρατημένα τετράγωνα ψωμιού, με τη μαγιονέζα προς τα πάνω. Τοποθετήστε τα σε ένα ταψί και πασπαλίστε τις κορυφές γενναιόδωρα με τυρί παρμεζάνα.

c) Ψήνουμε μέχρι να ροδίσουν ελαφρά και να φουσκώσουν, περίπου 15 λεπτά. Σερβίρετε αμέσως.

37. Μπαλάκια πίτσας

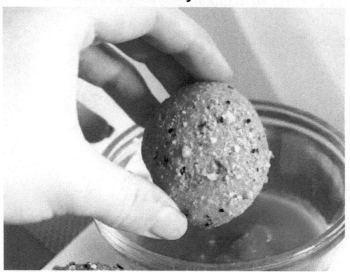

ΣΥΣΤΑΤΙΚΆ:

- $^1/4$ φλιτζάνι (2 ουγγιές) φρέσκο τυρί μοτσαρέλα

- 2 ουγγιές (1/4 φλιτζάνι) τυρί κρέμα

- 1 κουταλιά της σούπας ελαιόλαδο

- 1 κουταλάκι του γλυκού πελτέ ντομάτας

- 6 μεγάλες ελιές Καλαμών, χωρίς κουκούτσι

- 12 φύλλα φρέσκου βασιλικού

Κατευθύνσεις:

Σε ένα μικρό επεξεργαστή τροφίμων, επεξεργάζεστε όλα τα υλικά εκτός από τον βασιλικό μέχρι να σχηματιστεί μια λεία κρέμα, περίπου 30 δευτερόλεπτα.

Πλάθετε το μείγμα σε 6 μπάλες με τη βοήθεια ενός κουταλιού.

Τοποθετήστε 1 φύλλο βασιλικού πάνω και κάτω από κάθε μπάλα και στερεώστε με μια οδοντογλυφίδα.

Σερβίρετε αμέσως ή βάζετε στο ψυγείο έως και 3 ημέρες.

38. Μπαλάκια ελιάς και φέτας

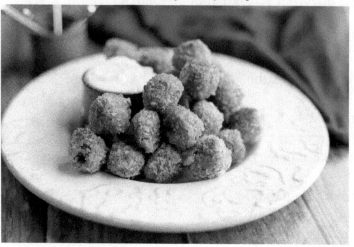

ΣΥΣΤΑΤΙΚΆ:

- 2 ουγγιές (1/4 φλιτζάνι) τυρί κρέμα

- 1/4 φλιτζάνι (2 ουγγιές) τυρί φέτα

- 12 μεγάλες ελιές Καλαμών, χωρίς κουκούτσι

- 1/8 κουταλάκι του γλυκού φρέσκο θυμάρι ψιλοκομμένο

- 1/8 κουταλάκι του γλυκού ξύσμα φρέσκου λεμονιού

ΚΑΤΕΥΘΎΝΣΕΙΣ:

a) Σε ένα μικρό πολυμηχάνημα επεξεργαστείτε όλα τα υλικά μέχρι να σχηματιστεί μια χοντρή ζύμη, περίπου 30 δευτερόλεπτα.

b) Ξύστε το μείγμα και μεταφέρετε σε ένα μικρό μπολ και μετά βάζετε στο ψυγείο για 2 ώρες.

c) Πλάθουμε σε 6 μπάλες με τη βοήθεια ενός κουταλιού.

d) Σερβίρετε αμέσως ή βάζετε στο ψυγείο έως και 3 ημέρες.

39. Μπαλάκια φουντουκιού μπρι

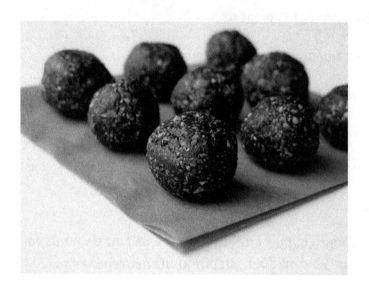

ΣΥΣΤΑΤΙΚΆ:

- 1/2 φλιτζάνι (4 ουγγιές) Μπρι

- 1/4 φλιτζάνι καβουρδισμένα φουντούκια

- 1/8 κουταλάκι του γλυκού φρέσκο θυμάρι ψιλοκομμένο

ΚΑΤΕΥΘΎΝΣΕΙΣ:

a) Σε ένα μικρό πολυμηχάνημα επεξεργαστείτε όλα τα υλικά μέχρι να σχηματιστεί μια χοντρή ζύμη, περίπου 30 δευτερόλεπτα.

b) Ξύστε το μείγμα, μεταφέρετε σε ένα μικρό μπολ και βάλτε το στο ψυγείο για 2 ώρες.

c) Πλάθουμε σε 6 μπάλες με τη βοήθεια ενός κουταλιού.

d) Σερβίρετε αμέσως ή βάζετε στο ψυγείο έως και 3 ημέρες.

40. Μπαλάκια τόνου με κάρυ

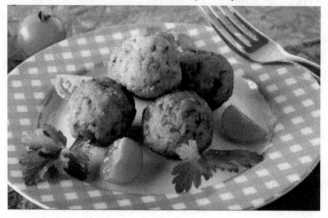

ΣΥΣΤΑΤΙΚΆ:

- $^1/_4$φλιτζάνι συν 2 κουταλιές της σούπας (3 ουγγιές) τόνο σε λάδι, στραγγισμένο
- 2 ουγγιές ($^1/_4$φλιτζάνι) τυρί κρέμα
- $^1/_4$τσαγιού σκόνη κάρυ, χωρισμένο
- 2 κουταλιές της σούπας μακαντάμια θρυμματισμένα

ΚΑΤΕΥΘΎΝΣΕΙΣ:

a) Σε ένα μικρό επεξεργαστή τροφίμων, επεξεργάζεστε τον τόνο, το τυρί κρέμα και τη μισή σκόνη κάρυ μέχρι να σχηματιστεί μια λεία κρέμα, περίπου 30 δευτερόλεπτα.

b) Πλάθετε το μείγμα σε 6 μπάλες.

c) Τοποθετήστε τα θρυμματισμένα καρύδια macadamia και την υπόλοιπη σκόνη κάρυ σε ένα μεσαίο πιάτο και τυλίξτε μεμονωμένες μπάλες μέχρι να επικαλυφθούν ομοιόμορφα.

41. Χοιρινές βόμβες

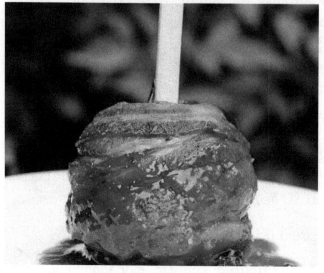

ΣΥΣΤΑΤΙΚΆ:

- 8 φέτες μπέικον χωρίς προσθήκη ζάχαρης

- 8 ουγγιές Braunschweiger σε θερμοκρασία δωματίου

- 1/4 φλιτζάνι ψιλοκομμένα φιστίκια Αιγίνης

- 6 ουγγιές (3/4 φλιτζάνι) τυρί κρέμα, μαλακωμένο σε θερμοκρασία δωματίου

- 1 κουταλάκι του γλυκού μουστάρδα Dijon

ΚΑΤΕΥΘΎΝΣΕΙΣ:

g) Μαγειρέψτε το μπέικον σε ένα μέτριο τηγάνι σε μέτρια φωτιά μέχρι να γίνει τραγανό, 5 λεπτά ανά πλευρά. Στραγγίζουμε σε απορροφητικό χαρτί και αφήνουμε να κρυώσει. Μόλις κρυώσει, θρυμματίστε σε κομμάτια μεγέθους μπέικον.

h) Τοποθετήστε το Braunschweiger με τα φιστίκια Αιγίνης σε ένα μικρό πολυμηχάνημα και χτυπήστε τα μέχρι να ομογενοποιηθούν.

i) Σε ένα μικρό μπολ, χρησιμοποιήστε ένα μπλέντερ χειρός για να χτυπήσετε το τυρί κρέμα και τη μουστάρδα Dijon μέχρι να ενωθούν και να αφρατέψουν.

j) Χωρίζουμε το μείγμα του κρέατος σε 12 ίσες μερίδες. Τυλίγουμε σε μπαλάκια και σκεπάζουμε με μια λεπτή στρώση μείγματος τυριού κρέμα.

k) Ψύξτε τουλάχιστον 1 ώρα. Όταν είναι έτοιμο να σερβίρετε, τοποθετήστε μπουκίτσες μπέικον σε μια μεσαία πιατέλα, τυλίξτε τις μπάλες για να επικαλυφθούν ομοιόμορφα και απολαύστε.

l) Οι βόμβες λίπους μπορούν να διατηρηθούν στο ψυγείο σε αεροστεγές δοχείο έως και 4 ημέρες.

42. Αλατισμένες μπάλες καραμέλας και μπρι

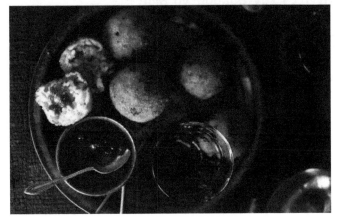

ΣΥΣΤΑΤΙΚΆ:

- 1/2 φλιτζάνι (4 ουγγιές) χοντροκομμένο Brie

- 1/4 φλιτζάνι παστό μακαντάμια

- 1/2 κουταλάκι του γλυκού γεύση καραμέλα

ΚΑΤΕΥΘΎΝΣΕΙΣ:

a) Σε ένα μικρό πολυμηχάνημα επεξεργαστείτε όλα τα υλικά μέχρι να σχηματιστεί μια χοντρή ζύμη, περίπου 30 δευτερόλεπτα.

b) Πλάθετε το μείγμα σε 6 μπάλες με τη βοήθεια ενός κουταλιού.

c) Σερβίρετε αμέσως ή βάζετε στο ψυγείο έως και 3 ημέρες.

43. Κεφτεδάκια για κοκτέιλ

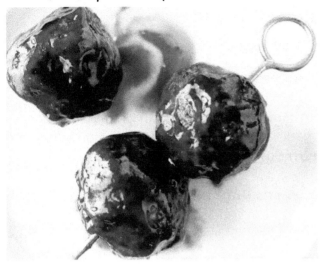

ΣΥΣΤΑΤΙΚΆ:

- $\frac{1}{4}$ φλιτζάνι τυρί κότατζ χωρίς λιπαρά

- 2 ασπράδια αυγών

- 2 κουταλάκια του γλυκού σάλτσα Worcestershire

- $\frac{1}{2}$ φλιτζάνι συν 2 κουταλιές της σούπας απλή ψίχα ψωμιού

- 8 ουγγιές Αλεσμένο στήθος γαλοπούλας

- 6 ουγγιές λουκάνικο γαλοπούλας? αφαιρεθεί από τα περιβλήματα

- 2 κουταλιές της σούπας ψιλοκομμένα κρεμμύδια

- 2 κουταλιές της σούπας πράσινη πιπεριά ψιλοκομμένη

- $\frac{1}{2}$ φλιτζάνι ψιλοκομμένα φύλλα φρέσκου μαϊντανού και σέλινου

ΚΑΤΕΥΘΎΝΣΕΙΣ:

a) Ψεκάστε ένα φύλλο μπισκότου με αντικολλητικό σπρέι και αφήστε το στην άκρη.

b) Σε ένα μεγάλο μπολ, ανακατέψτε μαζί το τυρί κότατζ, τα ασπράδια αυγών, τη σάλτσα Worcestershire και $\frac{1}{2}$ φλιτζάνι από το τρίμμα ψωμιού. Προσθέστε το στήθος γαλοπούλας, το λουκάνικο γαλοπούλας, τα κρεμμύδια και τις πράσινες πιπεριές.

c) Πλάθουμε το μείγμα των πουλερικών σε 32 κεφτεδάκια. Σε ένα φύλλο κεριού, συνδυάστε το μαϊντανό, τα φύλλα σέλινου και τις υπόλοιπες 2 κουταλιές της σούπας ψίχα ψωμιού. Τυλίξτε τα κεφτεδάκια στο μείγμα του μαϊντανού μέχρι να επικαλυφθούν ομοιόμορφα.

d) Μεταφέρετε τα κεφτεδάκια στο έτοιμο φύλλο μπισκότων. Ψήστε 3 έως 4 ίντσες από τη φωτιά για 10 έως 12 λεπτά.

44. Μπάλες τυριού κοκτέιλ

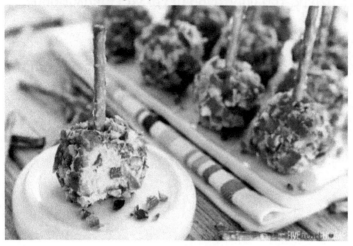

ΣΥΣΤΑΤΙΚΆ:

- 8 ουγγιές τυρί, μαλακωμένο

- $\frac{1}{4}$ φλιτζάνι απλό γιαούρτι χωρίς λιπαρά

- 4 ουγγιές τριμμένο τυρί τσένταρ

- 4 ουγγιές Τριμμένο ελβετικό τυρί με μειωμένα λιπαρά

- 2 κουταλάκια του γλυκού τριμμένο κρεμμύδι

- 2 κουταλάκια του γλυκού Έτοιμο χρένο

- 1 κουταλάκι του γλυκού Country-style μουστάρδα Dijon

- $\frac{1}{4}$ φλιτζάνι ψιλοκομμένο φρέσκο μαϊντανό

ΚΑΤΕΥΘΎΝΣΕΙΣ:

a) Συνδυάστε το τυρί και το γιαούρτι σε ένα μεγάλο μπολ ανάμειξης. χτυπάμε σε μέτρια ταχύτητα του ηλεκτρικού μίξερ μέχρι να ομογενοποιηθούν. Προσθέστε το τυρί τσένταρ και τα επόμενα 4 συστατικά. Ανακατέψτε καλά. Καλύψτε και κρυώστε για τουλάχιστον 1 ώρα.

b) Πλάθουμε το μείγμα τυριών σε μπάλα και πασπαλίζουμε με μαϊντανό. Πιέστε απαλά τον μαϊντανό σε μπαλάκι τυριού. Τυλίξτε την μπάλα τυριού σε πλαστική μεμβράνη βαρέως τύπου και ψύξτε. Σερβίρουμε με διάφορα ανάλατα κράκερ.

113

45. Χαβιάρι Καρδιά Φιλιά

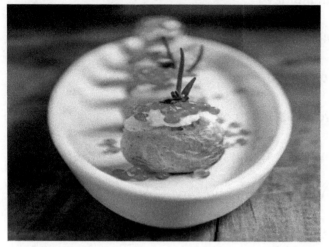

ΣΥΣΤΑΤΙΚΆ:

- 1 αγγούρι, τριμμένο και κομμένο
- 1/3 φλιτζάνι κρέμα γάλακτος
- 1 ts ξερό ζιζάνιο άνηθου
- Φρεσκοτριμμένο μαύρο πιπέρι για γεύση
- 1 βάζο χαβιάρι κόκκινο σολομού
- Φρέσκα κλωνάρια άνηθου
- 8 λεπτές φέτες ψωμί ολικής αλέσεως
- Βούτυρο ή μαργαρίνη

ΚΑΤΕΥΘΎΝΣΕΙΣ:

a) Κόψτε το αγγούρι σε κύκλους 1/4 ίντσας.

b) Σε ένα μικρό μπολ ανακατεύουμε την κρέμα γάλακτος, τον αποξηραμένο άνηθο και το πιπέρι. Τοποθετήστε ένα κουταλάκι του γλυκού από το μείγμα της κρέμας γάλακτος σε κάθε φέτα αγγουριού. Γαρνίρετε το καθένα με περίπου 1/2 κουταλάκι του γλυκού χαβιάρι και ένα κλωνάρι άνηθου.

c) Κόβουμε φέτες ψωμιού με κουπάτ μπισκότων σε σχήμα καρδιάς. Τοστ και βούτυρο. Τοποθετήστε τις φέτες αγγουριού στο κέντρο του πιάτου σερβιρίσματος και τις περιβάλετε με καρδιές τοστ.

2. Δαγκώματα Burrito

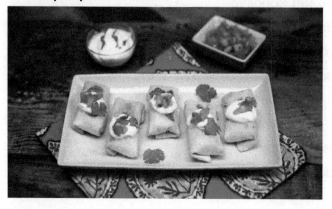

ΣΥΣΤΑΤΙΚΆ:

- 1 κονσέρβα Ντομάτες σε κύβους

- 1 φλιτζάνι ρύζι στιγμιαίο

- ⅓ φλιτζάνι Νερό

- 1 πιπεριά πράσινη, κομμένη σε κύβους

- 2 Πράσινα κρεμμυδάκια, κομμένα σε φέτες

- 2 φλιτζάνια τριμμένο τυρί τσένταρ, χωρισμένο

- 1 κονσέρβα φασόλια σε στυλ Ranch (16 oz)

- 10 τορτίγιες από αλεύρι (6-7")

- 1 φλιτζάνι Salsa

ΚΑΤΕΥΘΎΝΣΕΙΣ:

a) Προθερμάνετε το φούρνο στους 350'F. Ψεκάστε ένα ταψί 9x12" με PAM και αφήστε το στην άκρη.

b) Σε μια μέτρια κατσαρόλα, ανακατέψτε το ρύζι και το νερό. ζεσταίνουμε μέχρι να πάρει μια βράση.

c) Χαμηλώνουμε τη φωτιά, σκεπάζουμε και σιγοβράζουμε για 1 λεπτό. Αποσύρουμε από τη φωτιά και αφήνουμε να καθίσει για 5 λεπτά ή μέχρι να απορροφηθούν όλα τα υγρά. Προσθέστε πιπέρι, τα κρεμμύδια και 1 φλιτζάνι τυρί.

d) Απλώστε περίπου 3 κουταλιές της σούπας φασόλια σε κάθε τορτίγια σε απόσταση ⅛" από την άκρη. Στρώστε το μείγμα

117

ρυζιού πάνω από τα φασόλια, τυλίξτε σε ρολό. Τοποθετήστε τη ραφή προς τα κάτω σε έτοιμο ταψί, καλύψτε με αλουμινόχαρτο.

e) Ψήνουμε σε προθερμασμένο φούρνο για 25 λεπτά ή μέχρι να ζεσταθεί. Κόβουμε τις τορτίγιες σε 4 κομμάτια και τις βάζουμε σε πιατέλα. Από πάνω βάζουμε σάλσα και τυρί. Από πάνω βάζουμε σάλσα και τυρί. Επιστρέψτε στο φούρνο και ψήστε για 5 λεπτά ή μέχρι να λιώσει το τυρί.

46. Μπουκιές ξηρών καρπών κοτόπουλου

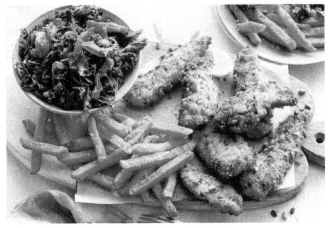

ΣΥΣΤΑΤΙΚΆ:

- 1 φλιτζάνι ζωμός κοτόπουλου

- ½ φλιτζάνι Βούτυρο

- 1 φλιτζάνι Αλεύρι

- 1 κουταλιά της σούπας μαϊντανός

- 2 κουταλάκια του γλυκού αλάτι καρυκευμένο

- 2 κουταλάκια του γλυκού σάλτσα Worcestershire

- 34 κουταλάκια του γλυκού σπόροι σέλινου

- ½ κουταλάκι του γλυκού πάπρικα

- ⅛ κουταλάκι του γλυκού καγιέν

- 4 μεγάλα αυγά

- 2 Στήθη κοτόπουλου, ποσέ, ξεφλουδισμένα

- ¼ φλιτζάνι καβουρδισμένα αμύγδαλα

ΚΑΤΕΥΘΎΝΣΕΙΣ:

a) Προθερμαίνουμε τον φούρνο στους 400 βαθμούς. Σε ένα βαρύ τηγάνι, ανακατεύουμε το ζωμό και το βούτυρο και τα αφήνουμε να βράσουν. Χτυπάμε το αλεύρι και το καρύκευμα.

b) Μαγειρέψτε, ανακατεύοντας γρήγορα, μέχρι το μείγμα να φύγει από τις πλευρές του τηγανιού και να σχηματίσει μια λεία, συμπαγή μπάλα. Αποσύρουμε από τη φωτιά. Προσθέστε τα αυγά ένα-ένα, χτυπώντας καλά μέχρι να γυαλίσει το μείγμα. Προσθέστε το κοτόπουλο και τα αμύγδαλα.

c) Ρίξτε με στρογγυλεμένες κουταλιές του γλυκού σε λαδωμένα ταψί. Ψήνουμε για 15 λεπτά. Παγώνουμε μετά το ψήσιμο.

47.   Δάχτυλα κοτόπουλου Buffalo

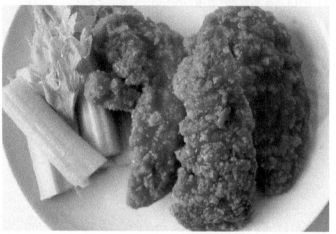

ΣΥΣΤΑΤΙΚΆ:

- 2 φλιτζάνια αλεύρι αμυγδάλου

- 1 κουταλάκι του γλυκού αλάτι

- 1 κουταλάκι του γλυκού μαύρο πιπέρι

- 1 κουταλάκι του γλυκού αποξηραμένος μαϊντανός

- 2 μεγάλα αυγά

- 2 κουταλιές της σούπας πλήρες γάλα καρύδας σε κονσέρβα

- 2 κιλά τρυφερά κοτόπουλου

- 11/2 φλιτζάνια Frank's Red-hot Buffalo sauce

ΚΑΤΕΥΘΎΝΣΕΙΣ:

a) Προθερμάνετε το φούρνο στους 350°F.

b) Σε ένα μέτριο μπολ ανακατεύουμε το αλεύρι αμυγδάλου, το αλάτι, το πιπέρι και τον μαϊντανό και το αφήνουμε στην άκρη.

c) Χτυπάμε τα αυγά και το γάλα καρύδας μαζί σε ένα ξεχωριστό μεσαίο μπολ.

d) Βουτήξτε κάθε τρυφερό κοτόπουλο στο μείγμα αυγών και στη συνέχεια αλείψτε το εντελώς με το μείγμα αλεύρου αμυγδάλου. Τοποθετήστε τα επικαλυμμένα λαχανικά σε μία στρώση σε ένα ταψί.

e) Ψήστε για 30 λεπτά, αναποδογυρίζοντας μια φορά κατά τη διάρκεια του μαγειρέματος. Βγάζουμε από το φούρνο και αφήνουμε να κρυώσει για 5 λεπτά.

f) Βάλτε τα τρυφερά κοτόπουλου σε ένα μεγάλο μπολ και προσθέστε τη σάλτσα βουβάλου. Πετάξτε να επικαλυφθεί εντελώς.

48.   Μάφινς από κρέας

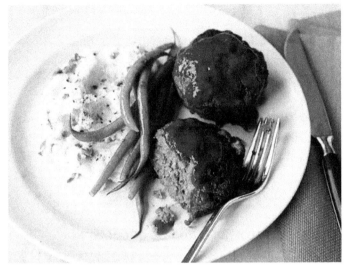

ΣΥΣΤΑΤΙΚΆ:

- 1 κιλό μοσχαρίσιος κιμάς

- 1 φλιτζάνι σπανάκι ψιλοκομμένο

- 1 μεγάλο αυγό, ελαφρά χτυπημένο

- 1/2 φλιτζάνι τριμμένο τυρί μοτσαρέλα

- 1/4 φλιτζάνι τριμμένη παρμεζάνα

- 1/4 φλιτζάνι κίτρινο κρεμμύδι ψιλοκομμένο

- 2 κουταλιές της σούπας πιπέρι jalapeño με σπόρους και ψιλοκομμένο

ΚΑΤΕΥΘΎΝΣΕΙΣ:

a) Προθερμάνετε το φούρνο στους 350°F. Λαδώνουμε ελαφρά κάθε φρεάτιο μιας φόρμας για μάφιν.

b) Ανακατέψτε όλα τα υλικά σε ένα μεγάλο μπολ και ανακατέψτε με τα χέρια σας.

c) Ρίξτε ίση μερίδα από το μείγμα κρέατος σε κάθε φόρμα για μάφιν και πιέστε ελαφρά προς τα κάτω. Ψήστε για 45 λεπτά ή μέχρι η εσωτερική θερμοκρασία να φτάσει τους 165°F.

49. Μπουκιές αβοκάντο μπέικον

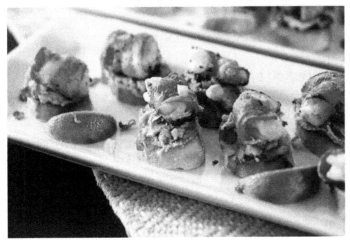

ΣΥΣΤΑΤΙΚΆ:

- 2 μεγάλα αβοκάντο, ξεφλουδισμένα και χωρίς κουκούτσι

- 8 φέτες μπέικον χωρίς προσθήκη ζάχαρης

- 1/2 κουταλάκι του γλυκού αλάτι σκόρδο

ΚΑΤΕΥΘΎΝΣΕΙΣ:

a) Προθερμάνετε το φούρνο στους 425°F. Στρώνουμε ένα φύλλο μπισκότων με λαδόκολλα.

b) Κόψτε κάθε αβοκάντο σε 8 φέτες ίδιου μεγέθους, κάνοντας 16 φέτες συνολικά.

c) Κόβουμε κάθε κομμάτι μπέικον στη μέση. Τυλίξτε μισή φέτα μπέικον γύρω από κάθε κομμάτι αβοκάντο. Πασπαλίζουμε με σκόρδο αλάτι.

d) Τοποθετούμε το αβοκάντο σε λαδόκολλα και ψήνουμε για 15 λεπτά. Ανάβουμε το φούρνο να ψηθεί και συνεχίζουμε το ψήσιμο για άλλα 2-3 λεπτά μέχρι το μπέικον να γίνει τραγανό.

50. Μπουκιές πίτσας

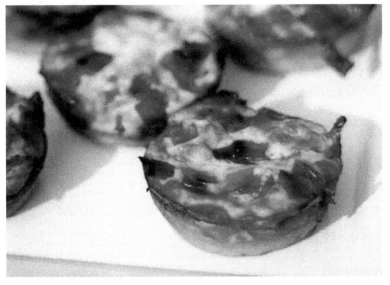

ΣΥΣΤΑΤΙΚΆ:

- 24 φέτες πεπερόνι χωρίς ζάχαρη

- 1/2 φλιτζάνι σάλτσα μαρινάρα

- 1/2 φλιτζάνι τριμμένο τυρί μοτσαρέλα

ΚΑΤΕΥΘΎΝΣΕΙΣ:

a) Ενεργοποιήστε το φούρνο κρεατοπαραγωγής.

b) Στρώνουμε ένα ταψί με λαδόκολλα και απλώνουμε σε μία στρώση φέτες πεπερόνι.

c) Βάλτε 1 κουταλάκι του γλυκού σάλτσα μαρινάρα σε κάθε φέτα πεπερόνι και απλώστε με ένα κουτάλι. Προσθέστε 1 κουταλάκι του γλυκού τυρί μοτσαρέλα πάνω από τη μαρινάρα.

d) Βάζουμε το ταψί στο φούρνο και το ψήνουμε για 3 λεπτά ή μέχρι να λιώσει το τυρί και να ροδίσει ελαφρώς.

e) Το βγάζετε από το ταψί και το μεταφέρετε σε ταψί στρωμένο με χαρτί κουζίνας για να απορροφήσει το υπερβολικό λίπος.

51. Μπουκιές μπέικον και κρεμμυδιού

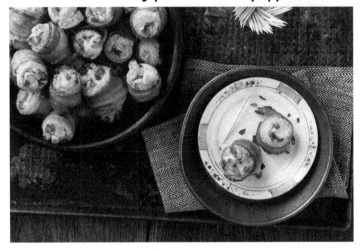

ΣΥΣΤΑΤΙΚΆ:

- 1/3 φλιτζάνι γεύμα αμυγδάλου

- 1 κουταλιά της σούπας ανάλατο βούτυρο, λιωμένο

- 1 (8 ουγκιές) συσκευασία τυρί κρέμα, μαλακωμένο σε θερμοκρασία δωματίου

- 1 κουταλιά της σούπας λίπος μπέικον

- 1 μεγάλο αυγό

- 4 φέτες μπέικον χωρίς προσθήκη ζάχαρης, ψημένες, κρυωμένες και θρυμματισμένες σε κομμάτια

- 1 μεγάλο πράσινο κρεμμύδι, μόνο από τις κορυφές, κομμένο σε λεπτές φέτες

- 1 σκελίδα σκόρδο, ψιλοκομμένη

- 1/8 κουταλάκι του γλυκού μαύρο πιπέρι

ΚΑΤΕΥΘΎΝΣΕΙΣ:

a) Προθερμάνετε το φούρνο στους 325°F.

b) Σε ένα μικρό μπολ ανακατεύουμε το αμύγδαλο και το βούτυρο.

c) Στρώστε 6 φλιτζάνια μιας φόρμας για μάφιν κανονικού μεγέθους με επένδυση για cupcake. Μοιράζετε το μείγμα αμυγδάλου στα φλιτζάνια και πιέζετε απαλά στον πάτο με το πίσω μέρος ενός κουταλιού. Ψήνουμε στο φούρνο για 10 λεπτά και μετά αφαιρούμε.

d) Ενώ ψήνεται η κρούστα, ανακατεύουμε καλά το τυρί κρέμα και το λίπος μπέικον σε ένα μέτριο μπολ με ένα μίξερ χειρός. Προσθέστε το αυγό και ανακατέψτε μέχρι να ενωθούν.

e) Διπλώστε το μπέικον, το κρεμμύδι, το σκόρδο και την πιπεριά στο μείγμα με το τυρί κρέμα με μια σπάτουλα.

f) Μοιράζετε το μείγμα σε φλιτζάνια, ξαναγυρίζετε στο φούρνο και ψήνετε άλλα 30-35 λεπτά μέχρι να δέσει το τυρί. Οι άκρες μπορεί να είναι ελαφρώς ροδισμένες. Για να ελέγξετε την ετοιμότητα, τοποθετήστε την οδοντογλυφίδα στο κέντρο. Αν βγει καθαρό, το cheesecake είναι έτοιμο.

g) Αφήνουμε να κρυώσει για 5 λεπτά και σερβίρουμε.

52.   Μπουκιές κοτόπουλου τυλιγμένες με μπέικον

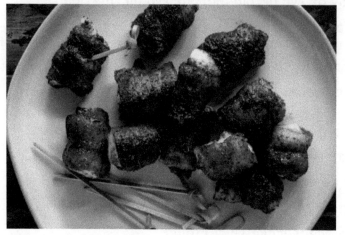

ΣΥΣΤΑΤΙΚΆ:

- 3/4 λίβρα στήθος κοτόπουλου χωρίς κόκαλα, χωρίς δέρμα, κομμένο σε κύβους 1".

- 1/2 κουταλάκι του γλυκού αλάτι

- 1/2 κουταλάκι του γλυκού μαύρο πιπέρι

- 5 φέτες μπέικον χωρίς προσθήκη ζάχαρης

ΚΑΤΕΥΘΎΝΣΕΙΣ:

a) Προθερμάνετε το φούρνο στους 375°F.

b) Ρίχνουμε το κοτόπουλο με αλάτι και πιπέρι.

c) Κόβουμε κάθε φέτα μπέικον σε 3 κομμάτια και τυλίγουμε κάθε κομμάτι κοτόπουλου σε ένα κομμάτι μπέικον. Στερεώστε με μια οδοντογλυφίδα.

d) Βάλτε το τυλιγμένο κοτόπουλο σε μια σχάρα κρεατοπαραγωγής και ψήστε για 30 λεπτά, αναποδογυρίζοντας στη μέση του ψησίματος. Ανάβουμε το φούρνο να ψηθεί και ψήνουμε για 3-4 λεπτά ή μέχρι να γίνει τραγανό το μπέικον.

53.   Δαγκώματα μπέικον-στρειδιών

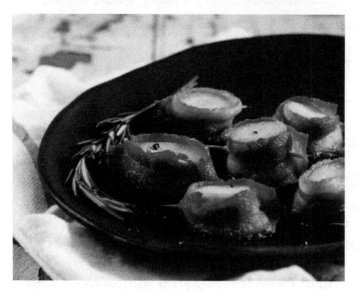

ΣΥΣΤΑΤΙΚΆ:

- 8 φέτες μπέικον

- $\frac{1}{2}$ φλιτζάνι γέμιση καρυκευμένη με βότανα

- 1 κουτί (5-oz) στρείδια. ψιλοκομμένο

- $\frac{1}{4}$ φλιτζάνι Νερό

ΚΑΤΕΥΘΎΝΣΕΙΣ:

a) Προθερμαίνουμε τον φούρνο στους 350°. Κόψτε τις φέτες μπέικον στη μέση και ψήστε ελαφρά. ΜΗΝ ΠΑΡΑΨΗΣΕΤΕ.

b) Το μπέικον πρέπει να είναι αρκετά μαλακό για να κυλήσει εύκολα γύρω από τις μπάλες. Συνδυάστε τη γέμιση, τα στρείδια και το νερό.

c) Τυλίξτε σε μπαλάκια σε μέγεθος μπουκιάς, περίπου 16.

d) Τυλίξτε τις μπάλες σε μπέικον. Ψήνουμε στους 350° για 25 λεπτά. Σερβίρετε ζεστό.

54. Μπουβάλια κουνουπίδι

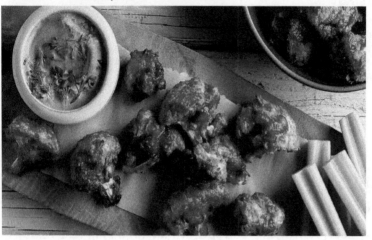

ΣΥΣΤΑΤΙΚΆ:

- 1 φλιτζάνι γεύμα αμυγδάλου

- 1 κουταλάκι του γλυκού σκόρδο σε κόκκους

- 1/2 κουταλάκι του γλυκού αποξηραμένος μαϊντανός

- 1/2 κουταλάκι του γλυκού αλάτι

- 1 μεγάλο αυγό

- 1 μεγάλο κεφάλι κουνουπίδι, κομμένο σε μπουκετάκια

- 1/2 φλιτζάνι Frank's Red-hot σάλτσα

- 1/4 φλιτζάνι γκι

ΚΑΤΕΥΘΎΝΣΕΙΣ:

a) Προθερμάνετε το φούρνο στους 400°F. Στρώνουμε ένα ταψί με λαδόκολλα.

b) Συνδυάστε το αμύγδαλο, το σκόρδο, το μαϊντανό και το αλάτι σε μια μεγάλη πλαστική σακούλα που σφραγίζεται και ανακινήστε τα για να αναμειχθούν.

c) Χτυπάμε το αυγό σε ένα μεγάλο μπολ. Προσθέστε το κουνουπίδι και ανακατέψτε να στρωθεί εντελώς.

d) Μεταφέρετε το κουνουπίδι σε σακούλα γεμάτη με μείγμα αμυγδάλου και ανακατέψτε.

e) Τοποθετήστε το κουνουπίδι σε μια στρώση στο ταψί και ψήστε για 30 λεπτά ή μέχρι να μαλακώσει και να ροδίσει ελαφρώς.

f) Ενώ το κουνουπίδι ψήνεται, συνδυάστε την καυτή σάλτσα και το γκι σε μια μικρή κατσαρόλα σε χαμηλή φωτιά.

g) Όταν ψηθεί το κουνουπίδι, συνδυάστε το κουνουπίδι με το μείγμα καυτερής σάλτσας σε ένα μεγάλο μπολ ανάμειξης και ανακατέψτε.

55. Μίνι Churros με τσίλι σοκολάτας

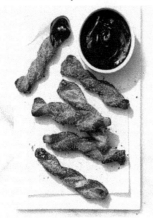

ΣΥΣΤΑΤΙΚΆ:

- 1 φλιτζάνι νερό
- 1/2 φλιτζάνι λάδι καρύδας ή vegan βούτυρο
- 1 φλιτζάνι αλεύρι
- 1/4 κουταλάκι του γλυκού αλάτι
- 3 αυγά χτυπημένα
- Μείγμα ζάχαρης κανέλας
- 1/2 φλιτζάνι ζάχαρη 1 κουταλιά της σούπας κανέλα

ΚΑΤΕΥΘΎΝΣΕΙΣ:

f) Προθερμαίνουμε τον φούρνο στους 400 Ρίχνουμε νερό, το λάδι καρύδας/βούτυρο και το αλάτι σε μια κατσαρόλα και τα αφήνουμε να βράσουν.

g) Χτυπάμε το αλεύρι, ανακατεύοντας γρήγορα μέχρι το μείγμα να γίνει μια μπάλα.

h) Ανακατεύετε σιγά σιγά τα αυγά λίγο-λίγο, ανακατεύοντας συνεχώς για να βεβαιωθείτε ότι τα αυγά δεν ανακατεύονται.

i) Αφήστε το κουρκούτι να κρυώσει ελαφρώς και μετά μεταφέρετε το στη σακούλα σας.

j) Σωληνώστε τα churros μήκους 3 ιντσών σε σειρές στο λαδωμένο ταψί σας.

k) Ψήνετε στο φούρνο για 10 λεπτά στους 400 βαθμούς και στη συνέχεια ψήνετε σε δυνατή φωτιά για 1-2 λεπτά μέχρι να ροδίσουν τα churros σας.

l) Εν τω μεταξύ, ανακατεύουμε την κανέλα και τη ζάχαρη σε ένα μικρό πιάτο.

m) Μόλις τα churros βγουν από το φούρνο, τα κυλάμε στο μείγμα κανέλας και ζάχαρης μέχρι να καλυφθούν πλήρως. Αφήνω στην άκρη.

56. Δαγκώματα μπουγιαμπέσας

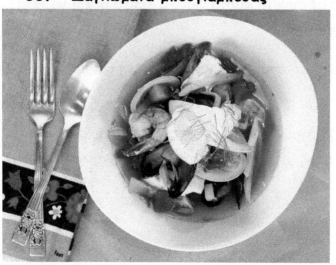

ΣΥΣΤΑΤΙΚΆ:

- 24 μεσαία Γαρίδες -- ξεφλουδισμένες και
- Deveined
- 24 μεσαία χτένια θάλασσας
- 2 φλιτζάνια σάλτσα ντομάτας
- 1 κονσέρβα κιμά μύδια (6-1/2 oz)
- 1 κουταλιά της σούπας Pernod
- 20 χιλιοστόλιτρα
- 1 φύλλο δάφνης
- 1 κουταλάκι του γλυκού Βασιλικός
- $\frac{1}{2}$ κουταλάκι του γλυκού Αλάτι
- $\frac{1}{2}$ κουταλάκι του γλυκού φρεσκοτριμμένο πιπέρι
- Σκόρδο -- ψιλοκομμένο
- Κρόκος

ΚΑΤΕΥΘΎΝΣΕΙΣ:

a) Γαρίδες και χτένια για σουβλάκια σε σουβλάκια από μπαμπού 8 ιντσών, χρησιμοποιώντας 1 γαρίδα και 1 χτένι ανά σουβλάκι. τυλίξτε την ουρά της γαρίδας γύρω από το χτένι.

b) Ανακατεύουμε σε μια κατσαρόλα τη σάλτσα ντομάτας, τα μύδια, το Pernod, το σκόρδο, τη δάφνη, τον βασιλικό, αλάτι, πιπέρι και το σαφράν. Φέρτε το μείγμα να βράσει.

c) Τοποθετήστε τα σουβλιστά ψάρια σε ρηχό ταψί.

d) Περιχύστε τη σάλτσα πάνω από τα σουβλάκια. Ψήνουμε ξεσκέπαστο στους 350 βαθμούς για 25 λεπτά. Κάνει 24

57. Φλιτζάνια κουνουπιδιού

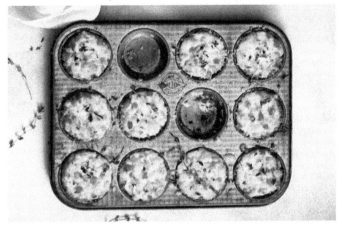

ΣΥΣΤΑΤΙΚΆ:

- 11/2 φλιτζάνια ρύζι κουνουπίδι

- 1/4 φλιτζάνι κρεμμύδι σε κυβάκια

- 1/2 φλιτζάνι τριμμένο τυρί πιπέρι jack

- 1/2 κουταλάκι του γλυκού αποξηραμένη ρίγανη

- 1/2 κουταλάκι του γλυκού αποξηραμένος βασιλικός

- 1/2 κουταλάκι του γλυκού αλάτι

- 1 μεγάλο αυγό, ελαφρά χτυπημένο

ΚΑΤΕΥΘΎΝΣΕΙΣ:

a) Προθερμάνετε το φούρνο στους 350°F.

b) Ανακατεύουμε όλα τα υλικά σε ένα μεγάλο μπολ και ανακατεύουμε να ενσωματωθούν.

c) Ρίξτε το μείγμα στα πηγάδια μιας φόρμας για μίνι μάφιν και συσκευάστε ελαφρά.

d) Ψήστε για 30 λεπτά ή μέχρι τα φλιτζάνια να αρχίσουν να γίνονται τραγανά. Αφήνουμε να κρυώσει ελαφρώς και αφαιρούμε από το ταψί.

58.   Κύπελλα Μας και Cheese

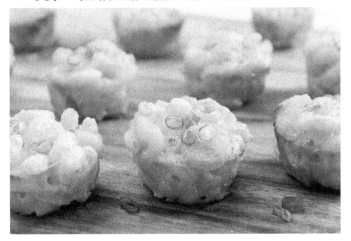

ΣΥΣΤΑΤΙΚΆ:

- 8 ουγκιές μακαρόνια αγκώνα
- 2 κουταλιές της σούπας αλατισμένο βούτυρο
- 1/4 κουταλάκι του γλυκού πάπρικα (χρησιμοποιήστε καπνιστή πάπρικα αν την έχετε)
- 2 κουταλιές της σούπας αλεύρι
- 1/2 φλιτζάνι πλήρες γάλα
- 8 ουγκιές αιχμηρό τυρί τσένταρ τριμμένο
- ψιλοκομμένο σχοινόπρασο ή κρεμμύδι για γαρνίρισμα
- βούτυρο για το άλειμμα του ταψιού

ΚΑΤΕΥΘΎΝΣΕΙΣ:

a) Αλείφουμε πολύ καλά ένα αντικολλητικό: μίνι ταψί για μάφινς με βούτυρο ή αντικολλητικό: μαγειρικό σπρέι. Προθερμάνετε το φούρνο στους 400 βαθμούς Φ.

b) Βάλτε μια κατσαρόλα με αλατισμένο νερό να βράσει σε δυνατή φωτιά και στη συνέχεια βράστε τα ζυμαρικά για 2 λεπτά λιγότερο από ότι λέει η συσκευασία.

c) Λιώνουμε το βούτυρο και προσθέτουμε την πάπρικα. Προσθέστε το αλεύρι και ανακατέψτε το μείγμα για 2 λεπτά. Ενώ ανακατεύετε προσθέτετε το γάλα.

d) Αποσύρουμε την κατσαρόλα από τη φωτιά και προσθέτουμε τα τυριά και τα στραγγισμένα ζυμαρικά, ανακατεύοντας όλα μαζί μέχρι να μοιραστούν καλά το τυρί και η σάλτσα.

e) Μοιράστε το mac και το τυρί σας στα φλιτζάνια για μάφιν, είτε με ένα κουτάλι είτε με μια σέσουλα μπισκότων 3 κουταλιών της σούπας.

f) Ψήστε τα φλιτζάνια mac and cheese για 15 λεπτά, μέχρι να αφρατέψουν και να γίνουν αφράτα.

59.   Κύπελλα κις Μπολόνια

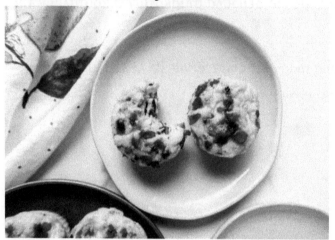

ΣΥΣΤΑΤΙΚΆ:

- 12 φέτες Μπολόνια

- 2 αυγα

- $\frac{1}{2}$ φλιτζάνι μείγμα μπισκότων

- $\frac{1}{2}$ φλιτζάνι τριμμένο κοφτερό τυρί

- $\frac{1}{4}$ φλιτζάνι γλυκιά απόλαυση τουρσί

- 1 φλιτζάνι Γάλα

ΚΑΤΕΥΘΎΝΣΕΙΣ:

a) Τοποθετήστε τις φέτες Μπολόνια σε ελαφρώς λαδωμένα φορμάκια για μάφινς για να σχηματίσετε φλιτζάνια.

b) Ανακατεύουμε μαζί τα υπόλοιπα υλικά. Ρίξτε σε φλιτζάνια της Μπολόνια.

c) Ψήνουμε στους (400F) για 20-25 λεπτά ή μέχρι να ροδίσουν.

60. Κύπελλο προσούτο για μάφιν

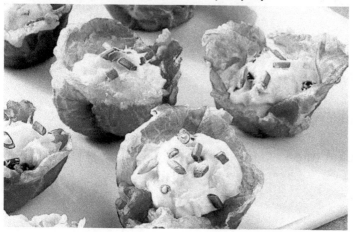

ΣΥΣΤΑΤΙΚΆ:

- 1 φέτα προσούτο (περίπου 1/2 ουγκιά)

- 1 μέτριο κρόκο αυγού

- 3 κουταλιές της σούπας Brie σε κύβους

- 2 κουταλιές της σούπας τυρί μοτσαρέλα σε κύβους

- 3 κουταλιές της σούπας τριμμένη παρμεζάνα

ΚΑΤΕΥΘΎΝΣΕΙΣ:

a) Προθερμάνετε το φούρνο στους 350°F. Βγάλτε μια φόρμα για μάφιν με πηγάδια περίπου 21/2" πλάτους και 11/2" βάθους.

b) Διπλώστε τη φέτα του προσούτο στη μέση ώστε να γίνει σχεδόν τετράγωνο. Το τοποθετούμε σε φόρμα για μάφινς καλά να στρωθεί εντελώς.

c) Τοποθετήστε τον κρόκο του αυγού στο φλιτζάνι του προσούτο.

d) Προσθέστε τυριά πάνω από τον κρόκο αυγού απαλά χωρίς να τον σπάσετε.

e) Ψήνουμε για περίπου 12 λεπτά μέχρι να ψηθεί ο κρόκος και να είναι ζεστός αλλά να είναι ακόμα ρευστός.

f) Αφήνουμε να κρυώσει 10 λεπτά πριν τα βγάλουμε από τη φόρμα για μάφιν.

61. φλιτζάνια λαχανάκια Βρυξελλών

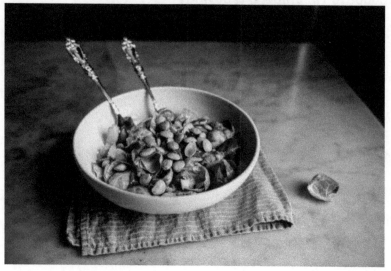

ΣΥΣΤΑΤΙΚΆ:

- 12 μέτρια λαχανάκια Βρυξελλών

- 6 ουγγιές πατάτες Yukon Gold

- 2 κουταλιές της σούπας άπαχο γάλα

- 1 κουταλιά της σούπας ελαιόλαδο

- $\frac{1}{8}$ κουταλάκι του γλυκού Αλάτι

- 2 ουγγιές καπνιστή πέστροφα, αποφλοιωμένη

- 1 ψητή κόκκινη πιπεριά, κομμένη σε λωρίδες 2 ίντσας επί 1/8 ίντσας

ΚΑΤΕΥΘΎΝΣΕΙΣ:

a) Προθερμαίνουμε τον φούρνο στους 350

b) Κόψτε τους μίσχους, κομμένους στη μέση κατά μήκος, αφαιρέστε τον πυρήνα αφήνοντας φλιτζάνια πιο σκούρα πράσινα φύλλα.

c) Βράστε τα φλιτζάνια στον ατμό για 6 λεπτά ή μέχρι να μαλακώσουν όταν τα τρυπήσετε με ένα κοφτερό μαχαίρι και να είναι ακόμα έντονο πράσινο.

d) Στραγγίζουμε ανάποδα σε απορροφητικό χαρτί. Μαγειρέψτε τις πατάτες μέχρι να μαλακώσουν, τις στραγγίστε, προσθέστε γάλα, ελαιόλαδο και αλάτι.

e) Χτυπάμε μέχρι να ομογενοποιηθούν. Διπλώστε απαλά την πέστροφα. $+\frac{1}{4}$> κουτάλι σε κοχύλια και από πάνω τοποθετήστε λωρίδες πιπεριού.

62. Κύπελλα αντίδιων

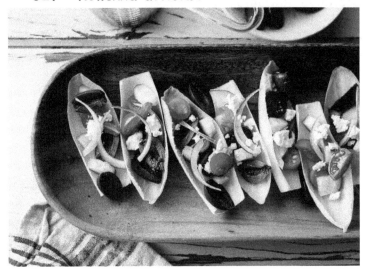

ΣΥΣΤΑΤΙΚΆ:

- 1 μεγάλο βραστό αυγό, καθαρισμένο

- 2 κουταλιές της σούπας κονσέρβα τόνου σε ελαιόλαδο, στραγγισμένο

- 2 κουταλιές της σούπας πολτός αβοκάντο

- 1 κουταλάκι του γλυκού φρέσκο χυμό λάιμ

- 1 κουταλιά της σούπας μαγιονέζα

- 1/8 κουταλάκι του γλυκού θαλασσινό αλάτι

- 1/8 κουταλάκι του γλυκού μαύρο πιπέρι

- 4 φύλλα βελγικού αντιδιού, πλυμένα και αποξηραμένα

ΚΑΤΕΥΘΎΝΣΕΙΣ:

a) Σε ένα μικρό πολυμηχάνημα ανακατεύουμε όλα τα υλικά εκτός από το αντίδι μέχρι να ομογενοποιηθούν καλά.

b) Ρίξτε 1 κουταλιά της σούπας μείγμα τόνου σε κάθε φλιτζάνι αντίδι.

63.   φλιτζάνια τάκο

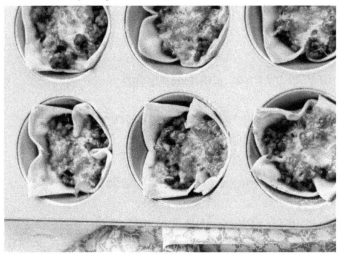

ΣΥΣΤΑΤΙΚΆ:

- Τσίλι σε σκόνη, Κύμινο, πάπρικα

- Αλάτι, μαύρο πιπέρι

- 1/4 κουταλάκι του γλυκού αποξηραμένη ρίγανη

- 1/4 κουταλάκι του γλυκού νιφάδες θρυμματισμένης κόκκινης πιπεριάς

- 1/4 κουταλάκι του γλυκού κοκκοποιημένο σκόρδο

- 1/4 κουταλάκι του γλυκού κρυσταλλωμένο κρεμμύδι

- 1 κιλό 75% άπαχο μοσχαρίσιο κιμά

- 8 (1 ουγγιά) φέτες κοφτερό τυρί Cheddar

- 1/2 φλιτζάνι σάλτσα χωρίς προσθήκη ζάχαρης

- 1/4 φλιτζάνι κόλιαντρο ψιλοκομμένο

- 3 κουταλιές της σούπας Frank's Red-hot sauce

ΚΑΤΕΥΘΎΝΣΕΙΣ:

a) Προθερμάνετε το φούρνο στους 375°F. Στρώνουμε ένα ταψί με λαδόκολλα.

b) Συνδυάστε τα μπαχαρικά σε ένα μικρό μπολ και ανακατέψτε να ανακατευτούν. Μαγειρέψτε τον κιμά σε ένα μέτριο τηγάνι σε μέτρια προς δυνατή φωτιά. Όταν το βόειο κρέας έχει σχεδόν τελειώσει το μαγείρεμα, προσθέστε το μείγμα μπαχαρικών και ανακατέψτε για να καλυφθεί εντελώς. Αποσύρουμε από τη φωτιά και αφήνουμε στην άκρη.

c) Τοποθετήστε τις φέτες τυριού Cheddar σε στρωμένο ταψί. Ψήνουμε σε προθερμασμένο φούρνο για 5 λεπτά ή μέχρι να αρχίσουν να ροδίζουν. Αφήνουμε να κρυώσει για 3 λεπτά και μετά ξεφλουδίζουμε από το ταψί και μεταφέρουμε κάθε φέτα στο φρεάτιο μιας φόρμας για μάφιν, σχηματίζοντας ένα φλιτζάνι. Αφήστε να κρυώσει.

d) Ρίξτε ίσες ποσότητες κρέατος σε κάθε φλιτζάνι και προσθέστε 1 κουταλιά της σούπας σάλσα. Πασπαλίζουμε από πάνω κόλιαντρο και καυτερή σάλτσα.

64. Κύπελλα ζαμπόν τσένταρ

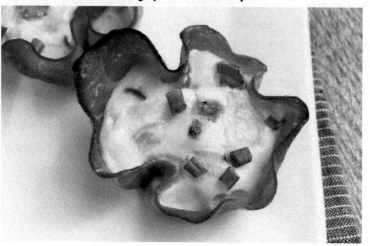

ΣΥΣΤΑΤΙΚΆ:

- 2 φλιτζάνια αλεύρι για όλες τις χρήσεις

- $\frac{1}{4}$ φλιτζάνι Ζάχαρη

- 2 κουταλάκια του γλυκού Μπέικιν πάουντερ

- 1 κουταλάκι του γλυκού Αλάτι

- $\frac{1}{4}$ κουταλάκι του γλυκού Πιπέρι

- 6 Αυγά

- 1 φλιτζάνι Γάλα

- $\frac{1}{2}$ κιλά Ζαμπόν πλήρως μαγειρεμένο. κόκκος αρωματικός

- $\frac{1}{2}$ κιλά τυρί τσένταρ? κομμένο σε κύβους ή ψιλοκομμένο

- $\frac{1}{2}$ κιλά μπέικον σε φέτες? μαγειρεμένο και θρυμματισμένο

- 1 μικρό κρεμμύδι? ψιλοκομμένο

ΚΑΤΕΥΘΎΝΣΕΙΣ:

a) Σε ένα μπολ ανακατεύουμε το αλεύρι, τη ζάχαρη, το μπέικιν πάουντερ, το αλάτι και το πιπέρι. Χτυπήστε τα αυγά και το γάλα. ανακατεύουμε σε στεγνά υλικά μέχρι να ανακατευτούν καλά. Προσθέστε το ζαμπόν, το τυρί, το μπέικον και το κρεμμύδι.

b) Γεμίζουμε καλά λαδωμένα φλιτζάνια για muffin κατά τα τρία τέταρτα.

c) Ψήνουμε στους 350° για 45 λεπτά. Ψύξτε για 10 λεπτά πριν το αφαιρέσετε σε σχάρα.

65. Γαρίδες για κοκτέιλ

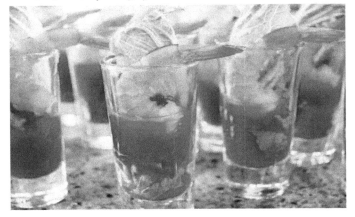

ΣΥΣΤΑΤΙΚΆ:

- 1 Ματσάκι κρεμμυδάκια/σαλότ

- ½ μεγάλο Ματσάκι μαϊντανός

- 2 κουτάκια Ολόκληρα pimentos

- 2 μεγάλες λοβές σκόρδο

- 3 μέρη λάδι σαλάτας σε 1 μέρος

- λευκό ξύδι

- Αλας

- Πιπέρι

- Ξηρά μουστάρδα

- κόκκινο πιπέρι

- 5 λίβρες Βρασμένο με κέλυφος καθαρισμένο

- Γαρίδες ή αποψυγμένες κατεψυγμένες

ΚΑΤΕΥΘΎΝΣΕΙΣ:

a) Ψιλοκόβουμε τα λαχανικά στον επεξεργαστή τροφίμων ή στο μπλέντερ. Προσθέστε στο μείγμα λαδιού/ξιδιού. Ανακατέψτε καλά. Αλατοπιπερώστε τη γεύση με άλλα καρυκεύματα.

b) Ρίξτε το μείγμα πάνω από τις γαρίδες, γυρίστε αρκετές φορές. Βάζουμε στο ψυγείο για τουλάχιστον 24 ώρες, ανακατεύοντας κατά διαστήματα. Στραγγίστε το υγρό για να σερβίρετε. Σερβίρουμε με οδοντογλυφίδες.

66.　Κοκτέιλ μπαστούνια καρότου

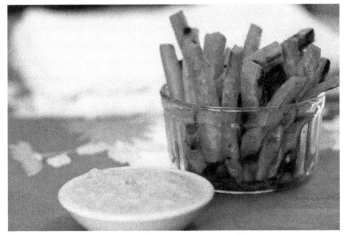

ΣΥΣΤΑΤΙΚΆ:

- 1 $\frac{1}{2}$ φλιτζάνι Ζάχαρη

- 3 κουταλιές της σούπας Αλάτι

- 2 λίτρα λευκό ξύδι

- 2 κουταλιές της σούπας σπόρους μουστάρδας

- 2 κουταλιές της σούπας σπόροι σέλινου

- 1 κουταλιά της σούπας σπόροι άνηθου

- 2 κουταλάκια του γλυκού Βασιλικός αποξηραμένος

- 1 κουταλάκι του γλυκού νιφάδες καυτερής πιπεριάς

- 5 κιλά καρότα

- 5 κλωναράκια άνηθο

ΚΑΤΕΥΘΎΝΣΕΙΣ:

a) Συνδυάστε τη ζάχαρη, το αλάτι και το ξύδι σε ένα μικρό γυάλινο τηγάνι και αφήστε να πάρει μια βράση. Αποθεματικό. Συνδυάστε τα υπόλοιπα συστατικά εκτός από τα καρότα και τα κλωναράκια άνηθου. Αποθεματικό.

b) Καρότα Julienne (τετράγωνο $\frac{1}{2}$ ίντσας) και κόψτε τα σε μήκη για να χωρέσουν σε βάζα. Ζεστάνετε ξανά το μείγμα ξιδιού, προσθέστε 1 κουταλάκι του γλυκού μπαχαρικά και $\frac{1}{2}$ φλιτζάνι από το μείγμα ξιδιού σε κάθε βάζο.

c) Συσκευάστε τα καρότα κάθετα αφήνοντας $\frac{1}{4}$ ίντσας χώρο στο κεφάλι, τοποθετήστε ένα κλωνάρι άνηθο από πάνω και γεμίστε τα βάζα με μείγμα ξιδιού.

d) Σφραγίστε και επεξεργαστείτε για 5 λεπτά σε λουτρό βραστό νερό.,

67. Σφουσκώματα κρέμας κοκτέιλ

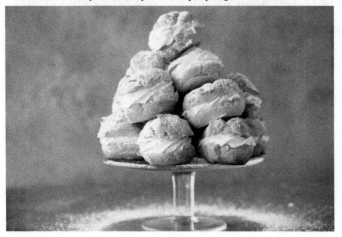

ΣΥΣΤΑΤΙΚΆ:

- ½ φλιτζάνι Βούτυρο

- 1 φλιτζάνι Αλεύρι

- 4 Αυγά

- 1 φλιτζάνι βραστό νερό

- 2 κουταλιές της σούπας Βούτυρο

- 1 φλιτζάνι πεκάν, ψιλοκομμένα

- 1 ½ φλιτζάνι κοτόπουλο, μαγειρεμένο

- ¼ κουταλάκι του γλυκού Αλάτι

- 3 ουγγιές τυρί κρέμα

- ¼ φλιτζάνι μαγιονέζα

- ¼ κουταλάκι του γλυκού φλούδα λεμονιού

ΚΑΤΕΥΘΎΝΣΕΙΣ:

a) Ανακατεύουμε το βούτυρο και το βραστό νερό στην κατσαρόλα. Προσθέστε αλεύρι και αλάτι, βράστε περίπου 2 λεπτά ή μέχρι να γίνει μια μαλακή μπάλα. Προσθέστε τα αυγά, ένα κάθε φορά, χτυπώντας καλά.

b) Ρίξτε κουταλάκια του γλυκού από το μείγμα σε λαδωμένο ταψί. Ψήνουμε για 20 - 22 λεπτά στους 425 βαθμούς. Δροσίστε στο ράφι.

c) Λιώστε το βούτυρο στο τηγάνι. προσθέστε τα πεκάν και μαγειρέψτε σε χαμηλή φωτιά μέχρι να ροδίσουν. Ψύξτε και ανακατέψτε τα υπόλοιπα υλικά. Χρησιμοποιήστε το για να γεμίσετε σφολιάτες κρέμας.

d) Κόψτε μια φέτα από την κορυφή της σφολιάτας και γεμίστε με γέμιση κοτόπουλου. Αντικαταστήστε τις κορυφές.

68.   Κοκτέιλ κεμπάπ

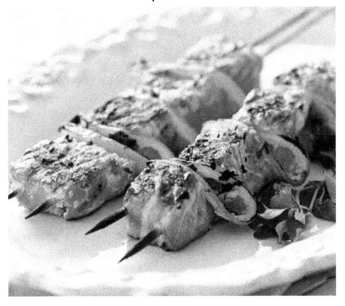

ΣΥΣΤΑΤΙΚΆ:

- 8 μεγάλες γαρίδες μαγειρεμένες

- 2 Πράσινα κρεμμυδάκια, ψιλοκομμένα

- $\frac{1}{2}$ Κόκκινη πιπεριά, ξεσποριασμένη, κομμένη σε λεπτές λωρίδες

- 8 μικρές ελιές ώριμες ή πράσινες

- 1b Σκελίδα σκόρδο, τριμμένη

- 2 κουταλιές της σούπας χυμό λεμονιού

- 2 κουταλιές της σούπας ελαιόλαδο

- 1 κουταλάκι του γλυκού Ζάχαρη

- 1 κουταλάκι του γλυκού μουστάρδα χοντροτριμμένη

- $\frac{1}{4}$ κουταλάκι του γλυκού Κρέμα χρένο

ΚΑΤΕΥΘΎΝΣΕΙΣ:

a) Αφαιρέστε τα κεφάλια και τα κελύφη του σώματος από τις γαρίδες, αλλά αφήστε τα στο κέλυφος της ουράς.

b) Γαρίδες Devein αφαιρώντας το μαύρο νωτιαίο μυελό. Κόβουμε κάθε φρέσκο κρεμμύδι σε 4 μαργαρίτες. Σε ένα μπολ βάζουμε τις γαρίδες, τα φρέσκα κρεμμυδάκια, την πιπεριά και τις ελιές.

c) Ανακατεύουμε το σκόρδο, το χυμό λεμονιού, το ελαιόλαδο, τη ζάχαρη, τη μουστάρδα και το χρένο.

d) Περιχύνουμε το μείγμα με τις γαρίδες, σκεπάζουμε και μαρινάρουμε για τουλάχιστον 2 ώρες, ανακατεύοντας κατά διαστήματα. Αφαιρούμε τα υλικά από τη μαρινάδα και περνάμε ισόποσα σε 8 ξύλινες λαβές. Στραγγίζουμε σε απορροφητικό χαρτί.

69.   Κοκτέιλ νεροκάστανα

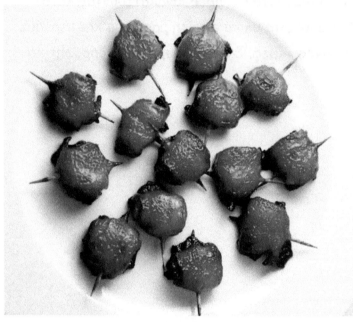

ΣΥΣΤΑΤΙΚΆ:

- $8\frac{1}{2}$ ουγγιά κουτάκι κάστανα νερού

- Εξοικονομήστε 1/2 φλιτζάνι υγρό

- $\frac{1}{2}$ φλιτζάνι ξύδι

- 12 φέτες μπέικον, κομμένες στη μέση

- $\frac{1}{4}$ φλιτζάνι καστανή ζάχαρη

- $\frac{1}{4}$ φλιτζάνι Catsup

ΚΑΤΕΥΘΎΝΣΕΙΣ:

a) Μαρινάρετε τα κάστανα σε υγρό και ξύδι για 1 ώρα. Διοχετεύω.

b) Ανακατέψτε την καστανή ζάχαρη και το catsup. μετά αλείφουμε το μπέικον. Ρολάρετε κάστανα σε μπέικον. Στερεώνουμε με οδοντογλυφίδες.

c) Ψήνουμε μέχρι να γίνει τραγανό το μπέικον.

70.   Οινοποιεία κοκτέιλ

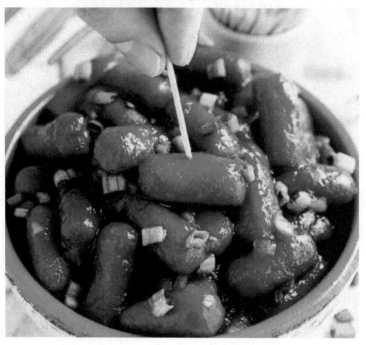

ΣΥΣΤΑΤΙΚΆ:

- $\frac{3}{4}$ φλιτζάνι έτοιμη μουστάρδα

- 1 φλιτζάνι ζελέ σταφίδας

- 1 λίβρα (8-10) Φρανκφούρτη Wieners

ΚΑΤΕΥΘΎΝΣΕΙΣ:

a) Ανακατέψτε το ζελέ μουστάρδας και σταφίδας σε σκεύος ή διπλό μπόιλερ.

b) Κόβουμε διαγώνια τα φρανκφούρτη σε κομμάτια μεγέθους μπουκιάς. Προσθέστε στη σάλτσα και ζεστάνετε.

71.   Ορεκτικά κοκτέιλ σίκαλης

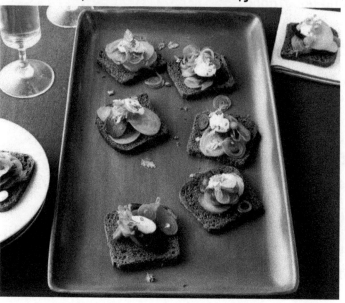

ΣΥΣΤΑΤΙΚΆ:

- 1 φλιτζάνι μαγιονέζα

- 1 φλιτζάνι τριμμένο κοφτερό τυρί τσένταρ

- $\frac{1}{2}$ φλιτζάνι τυρί παρμεζάνα

- 1 φλιτζάνι φρέσκα κρεμμυδάκια σε φέτες

- Κοκτέιλ φέτες ψωμιού σίκαλης

ΚΑΤΕΥΘΎΝΣΕΙΣ:

a) Συνδυάστε τη μαγιονέζα, τα τυριά και τα κρεμμύδια. Ρίξτε περίπου $1\frac{1}{2}$ κουταλιά της σούπας (ή περισσότερες) σε κάθε φέτα ψωμιού.

b) Τοποθετήστε σε ένα ταψί και βάλτε το κάτω από το κρεατοπαραγωγής μέχρι να αφρατέψει, προσέχοντας να μην καούν.

72.   Σκάει το μπέικον και το κατσικίσιο τυρί

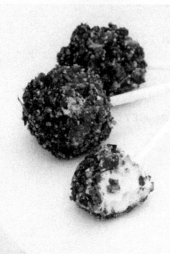

ΣΥΣΤΑΤΙΚΆ

- 8 φέτες μπέικον, μαγειρεμένες μέχρι να γίνουν τραγανές
- 4 ουγγιές κατσικίσιο τυρί
- 4 ουγγιές τυρί κρέμα (όχι χτυπημένο!)
- 1 κουταλάκι του γλυκού μέλι
- 1 κουταλάκι του γλυκού θυμάρι
- 2 κουταλιές της σούπας μαϊντανό, ψιλοκομμένο
- 1/2 κουταλάκι του γλυκού φρεσκοτριμμένο πιπέρι
- 20 τσιπς μήλου στο φούρνο (θα χρειαστεί να χρησιμοποιήσετε 2 μήλα)

ΚΑΤΕΥΘΎΝΣΕΙΣ:

a) Περάστε κάθε κομμάτι μαγειρεμένου μπέικον με χαρτοπετσέτα για να αφαιρέσετε τυχόν λίπος. Ψιλοκόβουμε το μπέικον και το βάζουμε σε ένα μικρό μπολ. Προσθέστε το θυμάρι, τον μαϊντανό και το φρέσκο τριμμένο πιπέρι και ανακατέψτε να ενωθούν. Αφήνω στην άκρη.

b) Σε ένα μεσαίο μπολ προσθέτουμε το κατσικίσιο τυρί, το τυρί κρέμα και το μέλι. Χρησιμοποιώντας ένα πιρούνι ή ξύλινη κουτάλα ανακατέψτε καλά μέχρι να ομογενοποιηθούν.

c) Τυλίξτε το μείγμα κατσικίσιου τυριού σε μπαλάκια στο μέγεθος του αντίχειρα. Τυλίξτε καθεμία από αυτές τις μπάλες στο μείγμα μπέικον. Αφήνουμε στην άκρη σε ένα ταψί. Αποθηκεύστε τις μπάλες, καλυμμένες με ένα κομμάτι μεμβράνης saran, στο ψυγείο σας μέχρι να τις σερβίρετε.

d) Τοποθετήστε 1 μπάλα κατσικίσιο τυρί πάνω από κάθε ψημένο τσιπ μήλου. Βάλτε ένα μπαστούνι γλειφιτζούρι στην κορυφή κάθε μπάλας κατσικίσιου τυριού

73.   Ποπσικλάκια βανίλιας καρύδας

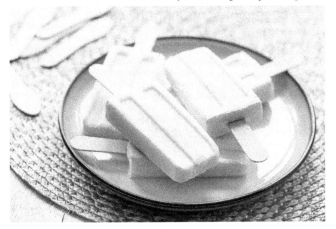

ΣΥΣΤΑΤΙΚΑ

● 2 φλιτζάνια κρέμα καρύδας χωρίς ζάχαρη, παγωμένη

● 1/4 φλιτζάνι καρύδα χωρίς ζάχαρη τριμμένη

● 1 κουταλάκι του γλυκού εκχύλισμα βανίλιας

● 1/4 φλιτζάνι ερυθριτόλη ή κοκκώδη Swerve

ΚΑΤΕΥΘΎΝΣΕΙΣ:

a) Βάλτε όλα τα υλικά σε ένα μπλέντερ και ανακατέψτε μέχρι να αναμειχθούν πλήρως, περίπου 30 δευτερόλεπτα.

b) Ρίξτε το μείγμα σε 8 φορμάκια για φρυγανιές, χτυπώντας τα καλούπια για να απομακρύνετε τις φυσαλίδες αέρα.

c) Καταψύξτε τουλάχιστον 8 ώρες ή όλη τη νύχτα.

d) Αφαιρέστε τα παγάκια από τα καλούπια. Εάν είναι δύσκολο να αφαιρεθούν τα γυαλόχαρτα, περάστε τα καλούπια κάτω από ζεστό νερό για λίγο και τα φρυγανιά θα χαλαρώσουν.

74. Παγωμένα λαχανικά φοντάν

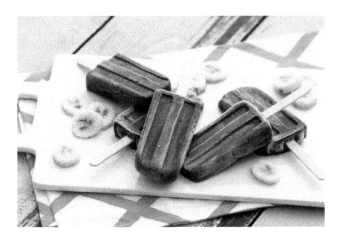

ΣΥΣΤΑΤΙΚΌ

- 1 συσκευασία (3 3/4 oz) Φοντάν σοκολάτας

- Γέμιση πουτίγκας και πίτας.

- 2 κουταλιές της σούπας Ζάχαρη

- 3 φλιτζάνια γάλα

ΚΑΤΕΥΘΎΝΣΕΙΣ:

a) Σε μια κατσαρόλα ανακατεύουμε το μείγμα της πουτίγκας, τη ζάχαρη και το γάλα. Μαγειρέψτε σε μέτρια φωτιά, ανακατεύοντας συνεχώς, μέχρι το μείγμα να πάρει πλήρη βράση. Αποσύρουμε από τη φωτιά και κρυώνουμε για 5 λεπτά. ανακατεύοντας δύο φορές. Το βάζουμε στην κατάψυξη για περίπου 30 λεπτά να κρυώσει και να πήξει.

b) Ρίξτε με κουτάλι το μείγμα στα 10 χάρτινα ποτήρια των τριών ουγκιών και τοποθετήστε ένα ξύλινο ραβδί ή πλαστικό κουτάλι σε κάθε φλιτζάνι. Καλύψτε κάθε φλιτζάνι με αλουμινόχαρτο αφού κόψετε μια μικρή τρύπα τόσο μεγάλη ώστε να τρυπήσετε το ραβδί ή τη λαβή του κουταλιού.

c) Το αλουμινόχαρτο βοηθά στην τοποθέτηση των ραβδιών σε όρθια θέση και θα προστατεύσει τα φρύδια από την αφυδάτωση. Παγώνουμε μέχρι να σφίξει. Κόψτε τα χάρτινα ποτήρια πριν τα σερβίρετε

75. Πορτοκαλί κράνμπερι κράνμπερι

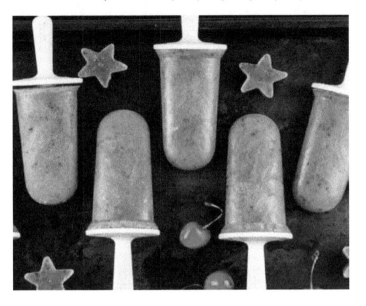

ΣΥΣΤΑΤΙΚΌ

- 1 (6 oz) κουτί παγωμένο συμπυκνωμένο χυμό πορτοκαλιού, μαλακωμένο

- 1 (6 oz) κουτί νερό

- 1 πίντα παγωτό βανίλια, μαλακωμένο ή 2 δοχεία με

- Απλό γιαούρτι

- Ξυλάκια με λαχανάκια

- κύπελλα

ΚΑΤΕΥΘΎΝΣΕΙΣ:

a) Ανακατέψτε στο μπλέντερ.

b) Αδειάζουμε σε φορμάκια, βάζουμε μπαστούνια και παγώνουμε.

76. Πολυνησιακά λαχανικά

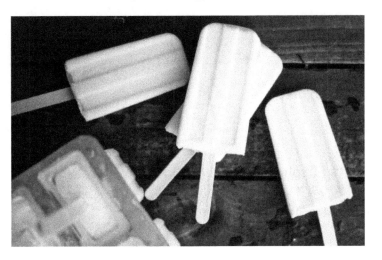

ΣΥΣΤΑΤΙΚΌ

- 1 φλιτζάνι άπαχο γάλα

- 1 φάκελος ζελατίνη χωρίς γεύση

- $\frac{1}{2}$ φλιτζάνι μέλι ή ζάχαρη

- 1 ασπράδι αυγού

- $1\frac{1}{4}$ φλιτζάνι νέκταρ βερίκοκου ή κονσέρβα χυμό ανανά

- μπαστούνια και φλιτζάνια φρυγανιών

ΚΑΤΕΥΘΎΝΣΕΙΣ:

a) Ρίχνουμε το γάλα στο μπλέντερ και προσθέτουμε τη ζελατίνη. Αφήνουμε να μαλακώσουν για ένα λεπτό πριν προσθέσουμε τα υπόλοιπα υλικά για να χτυπήσουμε.

b) Αδειάζουμε σε φορμάκια, βάζουμε μπαστούνια και παγώνουμε.

77. Κρέμα με σαντιγί ροδάκινου

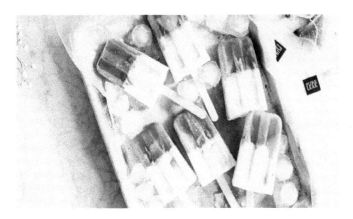

ΣΥΣΤΑΤΙΚΌ

- 1 (6 oz) κονσέρβα ροδάκινα σε ελαφρύ σιρόπι ή 2 φρέσκα ώριμα ροδάκινα, κομμένα σε φέτες και χωρίς κουκούτσι

- 1 φλιτζάνι παχύρρευστη κρέμα

- 1 κουταλάκι του γλυκού ζάχαρη ή μέλι (προαιρετικά)

- μπαστούνια και φλιτζάνια φρυγανιών

ΚΑΤΕΥΘΎΝΣΕΙΣ:

a) Χτυπάμε την κρέμα γάλακτος στο μπλέντερ για 30-45 δευτερόλεπτα. Προσθέστε τα ροδάκινα και το μέλι.

b) Ανακατέψτε μέχρι να ομογενοποιηθεί. Αδειάζουμε σε φορμάκια, βάζουμε μπαστούνια και παγώνουμε.

78. Σοκολάτα σκάει

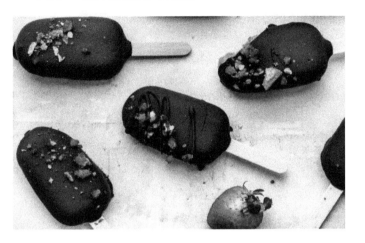

ΣΥΣΤΑΤΙΚΌ

- 1 (8 oz) δοχείο απλό γιαούρτι

- 2 κουταλιές της σούπας κακάο ή χαρούπι σε σκόνη

- 2 κουταλιές της σούπας καστανή ζάχαρη ή μέλι

- μπαστούνια και φλιτζάνια φρυγανιών

ΚΑΤΕΥΘΎΝΣΕΙΣ:

α) Ρευστοποιήστε στο μπλέντερ, αδειάστε σε φορμάκια, βάζετε μπαστούνια από φρυγανιά και παγώνετε.

79. Γυάλινοι κώνοι χιονιού

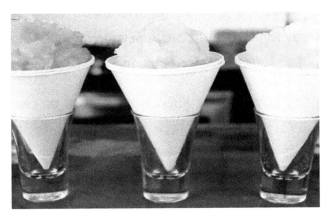

ΚΑΤΕΥΘΎΝΣΕΙΣ:

a) Παγώστε το χυμό πορτοκαλιού (ή οποιονδήποτε άλλο αρωματικό χυμό) σε παγοθήκες, βάλτε παγωμένους κύβους χυμού σε μια πλαστική σακούλα για αποθήκευση.

b) Βάλτε τρεις έως έξι από αυτούς τους κύβους κάθε φορά σε ένα μπλέντερ.

c) Ενεργοποιήστε και απενεργοποιήστε το μπλέντερ μέχρι οι κύβοι να αποκτήσουν χιονώδη συνοχή. Σωρώστε σε ένα φλιτζάνι για να σερβίρετε.

d) Ολόκληρη η παρτίδα που αναμειγνύεται ταυτόχρονα θα διατηρήσει την αποκριάτικη συνοχή της αποθηκευμένη σε ένα δοχείο στην κατάψυξη. Τα παιδιά μπορούν να σερβίρουν μόνα τους

e) Προσθέτοντας λίγο νερό το κάνει «λάσπη». Ακόμα και τα παιδιά που δεν νοιάζονται για τον χυμό πορτοκαλιού αρέσει με αυτόν τον τρόπο.

80. Καρπούζι φρουτάκια

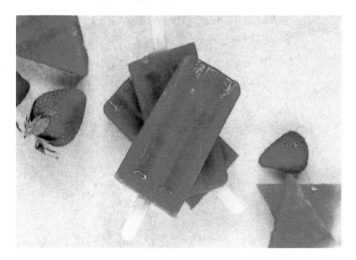

ΣΥΣΤΑΤΙΚΌ

- 1 φλιτζάνι κομμάτια καρπούζι χωρίς κουκούτσια

- 1 φλιτζάνι χυμό πορτοκαλιού

- 1 φλιτζάνι παγωτό νερό

- μπαστούνια και φλιτζάνια

ΚΑΤΕΥΘΎΝΣΕΙΣ:

a) Ανακατεύουμε αυτά τα υλικά σε ένα μπλέντερ, τα ρίχνουμε σε φορμάκια, βάζουμε μπαστούνια και τα παγώνουμε.

b) Σερβίρισμα

81. Παπικάκια Matcha

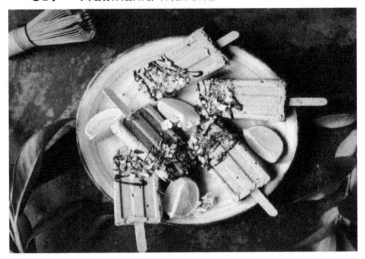

ΣΥΣΤΑΤΙΚΌ

- 2 φλιτζάνια κρέμα καρύδας χωρίς ζάχαρη, παγωμένη

- 2 κουταλιές της σούπας λάδι καρύδας

- 1 κουταλάκι του γλυκού matcha

- 1/4 φλιτζάνι ερυθριτόλη ή κοκκώδη Swerve

ΚΑΤΕΥΘΎΝΣΕΙΣ:

a) Βάλτε όλα τα υλικά σε ένα μπλέντερ και ανακατέψτε μέχρι να αναμειχθούν πλήρως, περίπου 30 δευτερόλεπτα.

b) Ρίξτε το μείγμα σε 8 φορμάκια για φρυγανιές, χτυπώντας τα καλούπια για να απομακρύνετε τις φυσαλίδες αέρα.

c) Καταψύξτε τουλάχιστον 8 ώρες ή όλη τη νύχτα.

d) Αφαιρέστε τα παγάκια από τα καλούπια. Εάν είναι δύσκολο να αφαιρεθούν τα γυαλόχαρτα, περάστε τα καλούπια κάτω από ζεστό νερό για λίγο και τα φρυγανιά θα χαλαρώσουν.

82. Μπουκιές κουλούρι

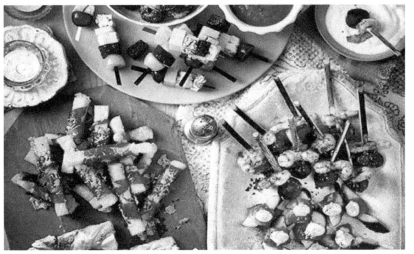

ΣΥΣΤΑΤΙΚΆ

- 1 φλιτζάνι μπαστούνια πρέτσελ

- 3 φλιτζάνια δημητριακά

- 1/3 φλιτζάνι σταφίδες

- $\frac{1}{4}$ φλιτζανιού καβουρδισμένους ηλιόσπορους

ΚΑΤΕΥΘΎΝΣΕΙΣ

1. Ανακατεύουμε όλα τα υλικά σε ένα μεγάλο μπολ. Διατηρώ ψυχρόν

2. Σερβίρισμα

83. Floral Messes

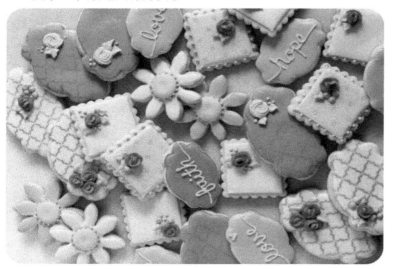

ΣΥΣΤΑΤΙΚΆ

- 1/2 μέρος σάλτσα μήλου
- 1/2 μέρος κανέλα
- Μπολ ανάμειξης
- 2 φύλλα κερωμένο χαρτί
- Πλάστης
- Κόφτης για μπισκότα, διαφορετικά σχήματα και μεγέθη

ΚΑΤΕΥΘΎΝΣΕΙΣ

Ανακατεύουμε μαζί την κανέλα και τη σάλτσα μήλου.

Σκουπίστε σε ένα κομμάτι κερωμένο χαρτί. Τοποθετήστε το επιπλέον φύλλο από πάνω.

Ανοίξτε το μείγμα. Πιέστε τα κουπάτ για μπισκότα από πάνω και κόψτε την επιπλέον ζύμη.

Στεγνώστε τα σχήματα με αέρα και μετά διακοσμήστε με μπογιές ή γκλίτερ.

84. Πεταλούδες Pretzels

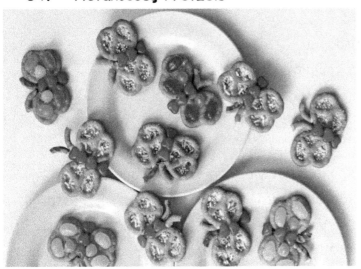

ΣΥΣΤΑΤΙΚΆ

- Μίνι κουλούρια
- Κολλήστε κουλούρια
- 4 διαφορετικά χρώματα Candy Melts
- Χρωματιστό πασπάλισμα

ΚΑΤΕΥΘΎΝΣΕΙΣ

a) Καραμέλες μικροκυμάτων για 1 λεπτό να λιώσουν.

b) Βουτήξτε τα κουλούρια στα χρώματα που θέλετε και μετά τακτοποιήστε τα μαζί σε λαδόκολλα για να κάνετε είτε πεταλούδα είτε λιβελλούλη. Τα κουλούρια με ραβδί μπαίνουν στη μέση με 2 ή 4 μίνι κουλούρια σε γωνία στα πλάγια.

c) Πασπαλίστε με όποια διασκεδαστικά διακοσμητικά καραμέλα έχετε.

d) Αφήνουμε να κρυώσει εντελώς μέχρι να στερεοποιηθεί. Σερβίρισμα.

85. Το φοντάν σκάει

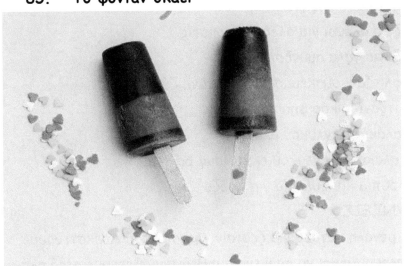

ΣΥΣΤΑΤΙΚΆ

- $\frac{1}{4}$ φλιτζανιού λάδι ξηρών καρπών
- $\frac{1}{2}$ φλιτζάνι αλεύρι για όλες τις χρήσεις
- 4 φλιτζάνια γάλα αμυγδάλου
- 1-1/3 φλιτζάνι συσκευασμένη καστανή ζάχαρη
- 1/3 φλιτζάνι κακάο ψησίματος
- 1 κουταλάκι του γλυκού αλάτι
- 2 κουταλάκια του γλυκού εκχύλισμα βανίλιας
- 20 καλούπια και ξυλάκια για φρέζα

ΚΑΤΕΥΘΎΝΣΕΙΣ

a) Σε μια μεγάλη κατσαρόλα ζεσταίνουμε το λάδι. Ανακατεύουμε με το αλεύρι μέχρι να ομογενοποιηθεί. προσθέτουμε σταδιακά το γάλα αμυγδάλου. Προσθέστε την καστανή ζάχαρη, το κακάο και το αλάτι. Ανακατεύουμε τη βανίλια.

b) Αδειάζετε σε φορμάκια για Popsicle και βάζετε μπαστουνάκια Popsicle σε φλιτζάνια.

c) Παγώνουμε μέχρι να σφίξει.

86. Κράκερ γλυκοπατάτας

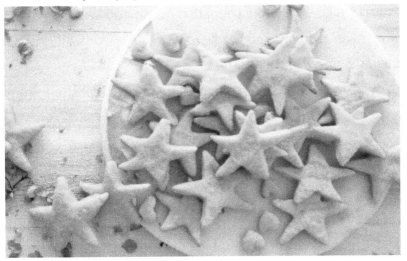

ΣΥΣΤΑΤΙΚΆ

- 1 1/2 φλιτζάνι αλεύρι που φουσκώνει μόνο του
- 1/2 κουταλάκι του γλυκού αλάτι
- 3 κουταλιές της σούπας λάδι καρύδας.
- 1 γλυκοπατάτα & 1 φλιτζάνι πουρέ γλυκοπατάτας
- 1 κουταλάκι του γλυκού ζάχαρη

ΚΑΤΕΥΘΎΝΣΕΙΣ

a) Προθερμαίνετε τον φούρνο σας στους 200οC.

b) Ανακατεύουμε όλα τα υλικά για να γίνει μια ψίχα σαν συνοχή.

c) Ανοίγουμε λεπτό σε αλευρωμένη επιφάνεια.

d) Χρησιμοποιήστε μια ποικιλία κοπτικών για μπισκότα για να φτιάξετε σχήματα.

e) Τοποθετούμε σε ταψί. Ψήνουμε για 8 λεπτά στους 200οC.

87. Τροχοί της Apple σε ραβδί

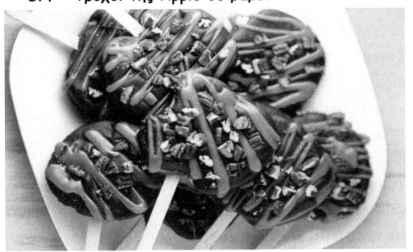

ΣΥΣΤΑΤΙΚΆ

- $\frac{1}{4}$ φλιτζάνι φυστικοβούτυρο
- 1-1/2 κουταλάκι του γλυκού μέλι
- $\frac{1}{2}$ φλιτζάνι μικροσκοπικά ημίγλυκα κομματάκια σοκολάτας
- 2 κουταλιές της σούπας σταφίδες
- 4 μέτρια μήλα Red Delicious, Κομμένο σε ρόδες
- Ξυλάκια με λαχανάκια

ΚΑΤΕΥΘΎΝΣΕΙΣ

a) Σε ένα μικρό μπολ, συνδυάστε το φυστικοβούτυρο και το μέλι. διπλώνουμε με κομματάκια σοκολάτας και τις σταφίδες.

b) Επικαλύψτε τα μήλα με μείγμα φυστικοβούτυρου. Βάζουμε σε μπαστούνια και βάζουμε στο ψυγείο για τουλάχιστον 1 ώρα.

88. Φρούτα σοκολάτας

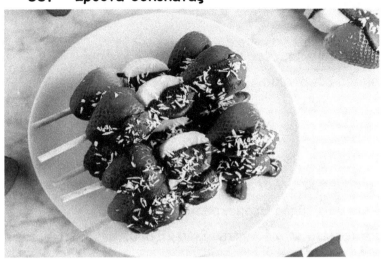

ΣΥΣΤΑΤΙΚΆ

- Σακούλα 12 ουγκιών ημίγλυκα κομματάκια σοκολάτας
- 10 φράουλες
- 2 μπανάνες, ξεφλουδισμένες και κομμένες σε κύβους
- Μπαστούνια για σουβλάκια

ΚΑΤΕΥΘΎΝΣΕΙΣ

a) Στρώνουμε ένα ταψί με χαρτί κεριού.

b) Σοκολάτα μικροκυμάτων σε ένα μπολ κατάλληλο για φούρνο μικροκυμάτων σε χαμηλή θερμοκρασία για 4 λεπτά, ανακατεύοντας μετά από 1 λεπτό. Συνεχίζουμε μέχρι να λιώσει η σοκολάτα.

c) Βουτήξτε τα φρούτα, ένα κάθε φορά, σε λιωμένη σοκολάτα. Σετ σε δίσκο με επένδυση χαρτιού.

d) Περνάμε σε σουβλάκια και αφήνουμε να κρυώσουν για 20 λεπτά μέχρι να δέσει.

89. Ρολά φράουλας

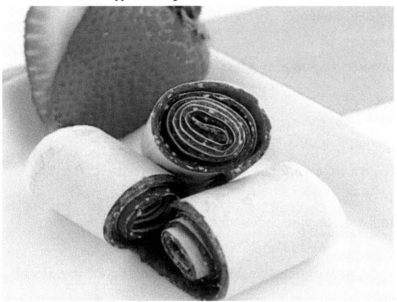

ΣΥΣΤΑΤΙΚΆ

- 5 φλιτζάνια μούρα
- 1/4 φλιτζάνι μέλι
- 2 κουταλιές της σούπας χυμό λεμονιού

ΚΑΤΕΥΘΎΝΣΕΙΣ

a) Πλένουμε και ξεφλουδίζουμε τις φράουλες.

b) Τοποθετήστε τις ψιλοκομμένες φράουλες στο μπλέντερ. Προσθέστε το μέλι.

c) Κάντε πουρέ το μείγμα φράουλας και μελιού.

d) Στρώνουμε ένα φύλλο λαδόκολλας σε ένα ταψί.

e) Απλώστε τα πολτοποιημένα φρούτα σας στο ταψί σε μια λεπτή στρώση.

f) Ψήνουμε στους 250 βαθμούς για 2-3 ώρες και μετά αφήνουμε να καθίσει όλο το βράδυ.

g) Κόβουμε σε λωρίδες και σερβίρουμε.

90.   Blue Sky Jell-O

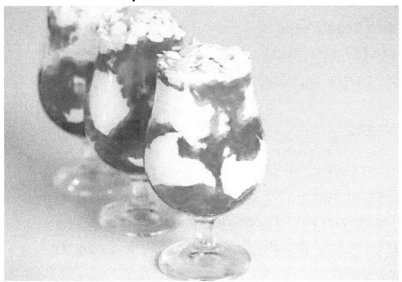

ΣΥΣΤΑΤΙΚΆ

- 2 μικρά κουτιά μπλε Jell-O
- 2 φλιτζάνια βραστό νερό
- 2 με 3 φλιτζάνια παγάκια
- 1 φλιτζάνι σαντιγί καρύδας

ΚΑΤΕΥΘΎΝΣΕΙΣ

a) Διαλύστε τη σκόνη Jell-O σε 2 φλιτζάνια βραστό νερό.

b) Προσθέστε τα παγάκια και ανακατέψτε μέχρι το Jell-O να αρχίσει να σφίγγει και να κρατήσει το σχήμα του.

c) Χτυπάμε τη σαντιγί καρύδας μέχρι να σχηματίσει σφιχτές κορυφές.

d) Καλύψτε τον πάτο του βάζου με μπλε Jell-O.

e) Προσθέστε δύο κουταλιές σαντιγί στις άκρες και πλάθετε σε σύννεφο. Προσθέστε άλλο ένα στρώμα Jell-O για να καλύψετε απλώς τα σύννεφα.

f) Αφήνουμε στο ψυγείο για 2 με 4 ώρες πριν το σερβίρουμε.

91. απόλαυση κανέλας

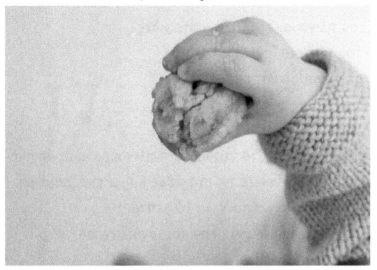

ΣΥΣΤΑΤΙΚΆ

- 2/3 φλιτζάνι νερό
- 1 φλιτζάνι ξερό πλιγούρι $\frac{1}{4}$ φλιτζάνι σταφίδες
- 1 κουταλάκι του γλυκού κανέλα
- 1 κουταλιά της σούπας καστανή ζάχαρη
- 1 μπανάνα, κομμένη σε φέτες

ΚΑΤΕΥΘΎΝΣΕΙΣ

a) Σε μια κατσαρόλα βάζουμε το νερό και το πλιγούρι να βράσουν.

b) Σβήνουμε τη φωτιά, ρίχνουμε τις σταφίδες και σκεπάζουμε με το καπάκι. Αφήστε το να καθίσει για 10 λεπτά.

c) Ανακατεύουμε με την κανέλα και την καστανή ζάχαρη.

d) Από πάνω βάζουμε μπανάνες.

92. Ζωντανή χορτοφαγική πίτσα

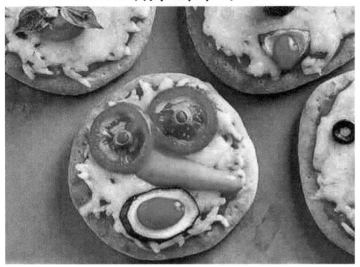

ΣΥΣΤΑΤΙΚΆ:

- 1 στρογγυλή πίτα

- 2 κουταλιές της σούπας σάλτσα πίτσας

- 3 κουταλιές της σούπας τριμμένο τυρί μοτσαρέλα

- Φρέσκα λαχανικά ψιλοκομμένα ή κομμένα σε φέτες

ΚΑΤΕΥΘΎΝΣΕΙΣ:

a) Προθερμαίνουμε τον φούρνο στους 350° βαθμούς.

b) Τοποθετήστε το ψωμί πίτα σε ένα φύλλο μπισκότων.

c) Απλώστε ομοιόμορφα τη σάλτσα πίτσας πάνω από το ψωμί πίτας.

d) Πασπαλίστε το τυρί μοτσαρέλα πάνω από τη σάλτσα πίτσας.

e) Σχηματίστε ένα πρόσωπο τοποθετώντας κομμάτια λαχανικών πάνω από το τυρί. Χρησιμοποιήστε λαχανικά που απολαμβάνει το παιδί σας και

f) να είσαι δημιουργικός. Τα σκληρά λαχανικά όπως τα καρότα μπορούν να μαγειρευτούν ελαφρώς εκ των προτέρων εάν είναι απαραίτητο.

g) Ψήνουμε στους 350° για δέκα λεπτά περίπου.

93. Wiggly Worm Trail Mix

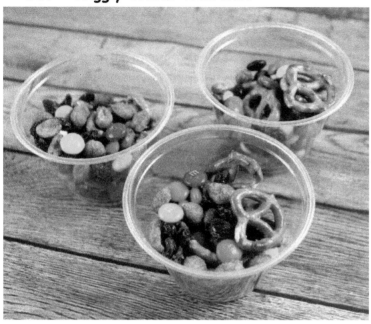

ΣΥΣΤΑΤΙΚΆ:

- 1 φλιτζάνι μινιατούρες κουλούρια, οποιουδήποτε σχήματος

- 1 φλιτζάνι μινιατούρα αρκουδάκι Graham σνακ, οποιαδήποτε γεύση

- 1 φλιτζάνι φιστίκια ξερά καβουρδισμένα

- 1 φλιτζάνι κουφέτα σοκολάτας, οποιαδήποτε ποικιλία

- 1 φλιτζάνι gummy σκουλήκια

- Σακούλες αποθήκευσης μιας μερίδας ή άλλα μικρά δοχεία

ΚΑΤΕΥΘΎΝΣΕΙΣ:

a) Βάζουμε όλα τα υλικά σε ένα μεγάλο μπολ και ανακατεύουμε καλά.

b) Μοιράστε το μείγμα σνακ σε δοχεία μίας μερίδας για μελλοντική λαχτάρα για σνακ.

94.   Ακτινογραφία Veggie Skeleton

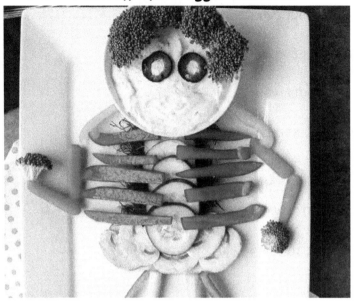

ΣΥΣΤΑΤΙΚΆ:

- 1 κόκκινη πιπεριά, κομμένη σε λωρίδες

- 1 μικρό αγγούρι, κομμένο σε λεπτές φέτες

- 4 μικρά μπαστούνια σέλινου

- 2-4 μικρά μανιτάρια, κομμένα σε λεπτές φέτες

- 8-10 baby καρότα

- 2 μικρές ντομάτες σταφυλιού

- 4 μικρές μπουκίτσες μπρόκολου ή κουνουπιδιού

- 2 φέτες μαύρης ελιάς

- 1 σκούρο πράσινο φύλλο μαρουλιού

- $\frac{1}{4}$ φλιτζάνι ντιπ λαχανικών ράντσο

ΚΑΤΕΥΘΎΝΣΕΙΣ:

a) Τοποθετήστε ένα μικρό μπολ με λαχανικά

b) βυθίστε στην κορυφή ενός φύλλου μπισκότων ή άλλου ορθογώνιου ταψιού για να σχηματίσετε το κεφάλι του σκελετού.

c) Κόψτε το φύλλο μαρουλιού σε μικρά κομμάτια και τοποθετήστε το γύρω από την κορυφή του μπολ για να σχηματίσετε τρίχες.

d) Δημιουργήστε τη σπονδυλική στήλη τοποθετώντας 10-12 φέτες αγγουριού σε μια γραμμή κάτω από το κεφάλι.

e) Δημιουργήστε ώμους με δύο μπαστουνάκια σέλινου.

f) Δημιουργήστε μπράτσα με τέσσερα baby carrots.

g) Δημιουργήστε τα χέρια με ένα μπλουζάκι μπρόκολου ή κουνουπιδιού που βρίσκεται στο τέλος κάθε βραχίονα.

h) Δημιουργήστε παϊδάκια τοποθετώντας έξι φέτες πιπεριάς σε κάθε πλευρά της ράχης του αγγουριού.

i) Δημιουργήστε τη λεκάνη με 14-16 φέτες μανιταριών.

j) Δημιουργήστε κόκαλα μηρού με μπαστουνάκια σέλινου.

k) Δημιουργήστε καλύμματα γονάτων με μπουκίτσες μπρόκολου ή κουνουπιδιού.

l) Δημιουργήστε τα πόδια με δύο μικρά καρότα.

m) Δημιουργήστε πόδια με μικρές ντομάτες σταφυλιού ή με μπουκίτσες μπρόκολου ή κουνουπιδιού.

95. Snazzy Snail Snack Bites

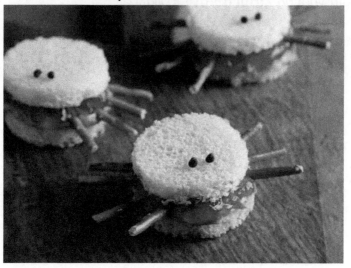

ΣΥΣΤΑΤΙΚΆ:

- 3 φέτες ψωμί, αφαιρέθηκαν οι κρούστες
- 3 κουταλάκια του γλυκού φυστικοβούτυρο
- 3 κουταλάκια του γλυκού ζελέ
- Μίνι μπαστούνια πρέτσελ
- Οδοντογλυφίδες

ΚΑΤΕΥΘΎΝΣΕΙΣ:

a) Αφαιρούμε τις κρούστες από τις φέτες ψωμιού και ισιώνουμε κάθε φέτα με έναν πλάστη.

b) Αλείψτε φυστικοβούτυρο και ζελέ σε κάθε φέτα ψωμιού.

c) Τυλίξτε σφιχτά κάθε φέτα ψωμιού.

d) Κόψτε κάθε ρολό σε δύο «σαλιγκάρια».

e) Σχηματίστε κεραίες βάζοντας προσεκτικά δύο μικρά μπαστούνια κουλουριού σε κάθε σαλιγκάρι.

96. Νόστιμες λιχουδιές με χελώνες

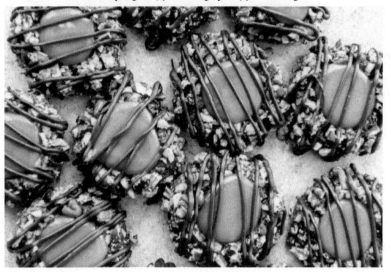

ΣΥΣΤΑΤΙΚΆ:

- 1 μήλο Granny Smith κομμένο σε τρεις κυκλικές φέτες πάχους 1".

- 12 σταφύλια

- Στυλό διακόσμησης τροφίμων ή μίνι κομματάκια σοκολάτας για μάτια και μύτη

ΚΑΤΕΥΘΎΝΣΕΙΣ:

a) Στρώστε μια φέτα μήλου πάχους 1" σε ένα πιάτο.

b) Κόβουμε δύο ή τρία σταφύλια σε στρογγυλές φέτες.

c) Τοποθετήστε έξι φέτες σταφυλιού στη φέτα μήλου για να σχηματίσετε το κέλυφος της χελώνας.

d) Τοποθετήστε το μισό σταφύλι ως το κεφάλι της χελώνας. Δημιουργήστε ένα πρόσωπο στο σταφύλι με ένα στυλό διακόσμησης τροφίμων ή πιέζοντας μίνι κομματάκια σοκολάτας στο σταφύλι.

e) Κόψτε δύο σταφύλια στη μέση και τοποθετήστε τα κομμάτια ως τα πόδια της χελώνας.

f) Κόψτε ένα τριγωνικό κομμάτι σταφύλι και τοποθετήστε το ως την ουρά της χελώνας σας.

97.   Στιγμιαία τσιμπήματα εντόμων

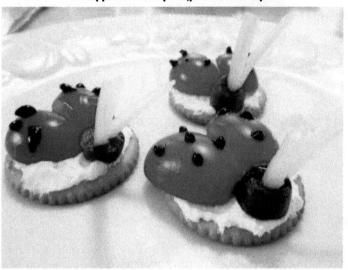

ΣΥΣΤΑΤΙΚΆ:

- 2 μεγάλα ή 4 μικρά ντοματίνια
- 4 μαύρες ελιές
- 4 στρογγυλά κράκερ
- 2 ουγγιές μαλακωμένο τυρί κρέμα ή χούμους
- 1 κοτσάνι σέλινο

ΚΑΤΕΥΘΎΝΣΕΙΣ:

a) Απλώστε τυρί κρέμα ή χούμους σε κάθε στρογγυλό κράκερ.

b) Κόβουμε κάθε ντοματίνι σε δύο ή τέσσερα κομμάτια ανάλογα με το μέγεθος της ντομάτας.

c) Σχηματίστε το κεφάλι της πασχαλίτσας βάζοντας μια ολόκληρη μαύρη ελιά στο τυρί κρέμα στην άκρη ενός κράκερ με την τρύπα προς τα επάνω.

d) Σχηματίστε φτερά τοποθετώντας δύο κομμάτια ντομάτας κάτω και δεξιά και αριστερά από το κεφάλι της ελιάς.

e) Κόβουμε μια ελιά σε μικρά κομμάτια. Σημαδέψτε κάθε φτερό με τα κομμάτια.

f) Σχηματίστε τις κεραίες κόβοντας φέτες σέλινου. Τοποθετήστε δύο ροδέλες στην τρύπα κάθε μαύρης ελιάς.

98. Juicy Jiggly Cups

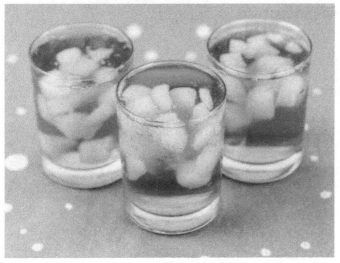

ΚΑΤΕΥΘΥΝΣΕΙΣ

a) Ζεσταίνουμε τρία φλιτζάνια χυμό σε μια κατσαρόλα σε μέτρια φωτιά.

b) Ρίξτε ζελατίνη σε ένα μικρό μπολ με το υπόλοιπο φλιτζάνι χυμό.

c) Όταν ο χυμός πάρει βράση, αποσύρετε από τη φωτιά και ανακατέψτε στο μείγμα ζελατίνης/χυμού με ένα σύρμα.

d) Βάζουμε στο ψυγείο για περίπου 30 λεπτά.

e) Ξαναβάζουμε στο ψυγείο για μία με δύο ώρες.

99.   Ποντίκια Munchies

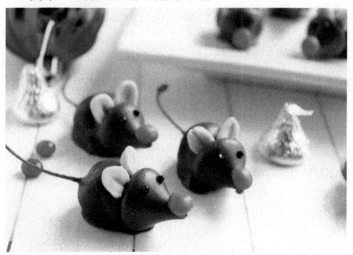

ΣΥΣΤΑΤΙΚΆ:

- 3 μεγάλες φρέσκες φράουλες

- 9 μικροσκοπικά κομμάτια σοκολάτας

- 6 φέτες αμυγδάλου

- 3 κορδόνια κόκκινης γλυκόριζας

- 1 ουγγιά τυρί, οποιαδήποτε ποικιλία, κομμένο σε σχήματα τριγώνου

ΚΑΤΕΥΘΎΝΣΕΙΣ:

a) Κόψτε μια φέτα από την πλευρά κάθε φράουλας, έτσι ώστε να καθίσουν επίπεδη σε ένα πιάτο.

b) Πιέστε μια μύτη σοκολάτας σε κάθε φράουλα.

c) Πιέστε δύο μάτια σοκολάτας σε κάθε φράουλα.

d) Τοποθετήστε δύο κομμένα ή κομμένα αυτιά αμύγδαλου σε κάθε φράουλα.

e) Τοποθετήστε τις φράουλες σε ένα πιάτο. Τοποθετήστε μια ουρά σπάγκου γλυκόριζας πίσω από κάθε ποντίκι.

f) Τακτοποιήστε σχήματα τυριού γύρω από το πιάτο—εξάλλου και τα ποντίκια σας αξίζουν ένα σνακ!

100. Nutty Butter Apple Nachos

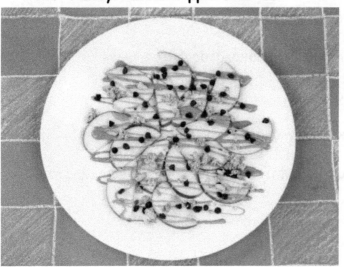

ΣΥΣΤΑΤΙΚΆ:

- 2 μήλα, οποιαδήποτε ποικιλία, πλυμένα και κομμένα σε λεπτές φέτες

- 4 κουταλιές της σούπας φυστικοβούτυρο ή το αγαπημένο σας βούτυρο ξηρών καρπών

- 4 κουταλιές της σούπας granola, οποιαδήποτε ποικιλία

- 2 κουταλιές της σούπας μίνι κομματάκια σοκολάτας

ΚΑΤΕΥΘΎΝΣΕΙΣ:

a) Λιώστε το βούτυρο ξηρών καρπών στο φούρνο μικροκυμάτων ή σε διπλό λέβητα.

b) Τοποθετήστε τις φέτες μήλου σε ένα πιάτο.

c) Περιχύστε το λιωμένο βούτυρο ξηρών καρπών πάνω από τις φέτες μήλου.

d) Πασπαλίστε τη γκρανόλα πάνω από ζεστό βούτυρο ξηρών καρπών.

e) Πασπαλίστε κομματάκια σοκολάτας πάνω από νάτσος μήλου.

ΣΥΜΠΕΡΑΣΜΑ

Οι βόμβες κετο λίπους προσθέτουν υγιή λίπη στη διατροφή σας, διατηρώντας παράλληλα χαμηλούς υδατάνθρακες και χωρίς ζάχαρη. Αυτός ο οδηγός για βόμβες λίπους καλύπτει όλα όσα πρέπει να γνωρίζετε για τις βόμβες κετο-λίπους.

Οι βόμβες λίπους (μικρές μπάλες από σπόρους και ξηρούς καρπούς δεμένες με λίπη με υψηλή περιεκτικότητα σε θερμίδες) υπάρχουν σχεδόν έναν αιώνα. Με την εισαγωγή της κετογονικής δίαιτας για να βοηθήσει την επιληψία το 1921, εισήχθησαν οι βόμβες λίπους για να βοηθήσουν τα παιδιά να τρώνε μια διατροφή πλούσια σε λιπαρά.